U0215973

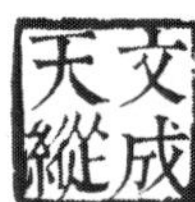
文成天縱

中醫古籍稀見稿抄本輯刊

ZHONGYI GUJI XIJIAN GAO-CHAOBEN JIKAN

李鴻濤 主編

廣西師范大學出版社
GUANGXI NORMAL UNIVERSITY PRESS
·桂林·

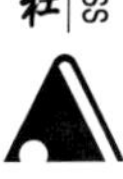

第三十七册目録

鄭氏女科八十三治一卷女科大略一卷

〔明〕鄭春敷傳
清抄本

鄭氏女科八十三治一卷女科大略一卷

本書爲中醫女科專著，鄭氏女科傳本之一。全書分爲兩個部分。前半部分爲《鄭氏女科八十三治》，係婦科常見經帶、胎産等病證的方治，僅列病證及方藥，無多闡論，極其精簡。後半部分爲《女科大略》，論述月經病、胎前病、産後病的治療，大略叙述病機并列處方藥。全書輯録女科臨證常用方二百三十餘首。書末附《産婦聖方生化湯論》《産後膨脹論》《崩漏論》等專論，并附録備方五首。

鄭氏女科 八十三治

仲軒

鄭氏女科八十三治

○第一治

胃脘作痛。嘔吐胸膈脹滿。嘈雜不思飲食。

半夏　陳皮　茯苓　甘草　厚朴　山查　香附

白蔻　草蔻　玄胡　砂仁　加薑

如不愈。加錠葯一丸。再不愈用白螺丸收功。無不愈者。

錠葯方

沉香　木香各三錢　檳榔一錢　烏葯五錢

共末。煉蜜捏作紫金錠樣。重錢許。或先以此治之。

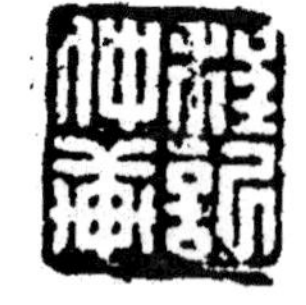

白螺丸方

半夏两 陳皮半两 茯苓两 甘草日 澤瀉钱

石蓮子两 貝母钱 山梔分 滑石钱 黃連分

白螺壳半升焼存性共爲末神曲糊丸桐子空心白

滚湯下百丸

○第二治

氣多血少內热口乾午後微寒腹痛皮燥骨蒸或咳嗽

有痰四肢瘦軟骨節疼痛脉微細或人迎脉数而無力

歸身　川芎　白芍　骨皮　知母　黃芩　杏仁

麥冬　花粉　柴胡　桑皮

如四五帖不效去桑皮杏仁加款冬花天冬氣急加蘇子其餘諒病加減不愈用十珍丸收功

十珍丸方　當歸兩　川芎分　白芍錢　生地分　人參[illegible]

知母錢　茯苓錢　山藥兩　麥冬分　胡連錢　山萸兩

右為末蜜丸食前白滾湯送下四十丸

○第三治

經水不調。小腹痛帶下五心煩熱脈微細而弦數

當歸　川芎　白芍　生地　青皮　香附　黃連

知母　細辛　白芷　牡蠣

經將行先作痛爲氣滯去黃連加玄胡木香澤瀉經

盡後作痛爲血虛去生地加熟地人參再服聚寶丹

神仙聚寶丹方

琥珀才　木香三才　没藥生　歸尾生才

麝三下　辰砂才　乳香〤才　共末米糊丸圓眼大辰砂

爲衣空心酒下一丸

第四治

經水去多不止不論有塊無塊即爲血海敗

當歸　川芎　白芍　熟地　荊芥　知母　升麻
黃芩　地榆　如小腹痛去黃芩加艾叶細辛
如不愈用涼血地黃湯與烏金散
涼血地黃湯方　知母　黃芩　黃柏　當歸　川芎
蔓荊　黃連　羌活　柴胡　升麻　防風　生地
北細辛　高本　甘草　紅花　荊芥
烏金散方　棕櫚灰　黒干姜　烏梅
等分為末空心白滚湯調服錢許

第五治

正產或小產未滿月經水長流或大行不止

當歸　白芍　熟地　川芎　人參　地榆　干姜

荊芥

第六治

經行參前者係血熱故

當歸　川芎　白芍　生地　熟地　知母　黄芩

黄柏　兼服調經丸

○調經丸方　當歸　川芎　白芍　生地　知母

白芷　黃連　山萸　蜜丸空心滾水送下百丸

○第七治

月經過期者係血虛故

當歸　白芍　熟地　川芎　人參　黃芪　艾叶

香附

○第八治

經水不准而脉滑者乃痰粘子宮也

茯苓　陳皮　半夏　甘草　海石　青皮　澤瀉

香附　滑石　兼服調經丸

血虛調經丸　當歸　川芎　熟地　吴萸　白芍

黄芪　烏葯　肉桂　香附　人參

蜜丸空心淡姜湯送下百丸

○第九治

白帶小腹不痛者

歸身　川芎　白芍　牡蠣　升麻　黄柏　蒼朮

白石脂　澤瀉　如小腹痛加　細辛　吳萸
白芷　艾叶　不愈用同真丸
黄柏　黑干姜各半　柴胡　當歸　白芍各钱　白石脂
龍骨各钱　面糊丸空心滚水送下百丸少時以早粥壓之盖不令热葯冒犯也

第十治

小水不通利或自流出名曰尿淋
當歸　川芎　白茯　澤瀉　羌活　車前　髙本

青皮　滑石　甘草　如不愈加萆薢　石蓮子

又不愈加柴胡升麻即愈年老者不愈

第十一治

子宫久冷小腹作痛經水過期

當歸　川芎　白芍　熟地　艾叶　肉桂　吴萸

更以烏雞丸佐之無不孕者

烏雞丸　黄芪三　白朮三　香附三　川芎一　當歸四　白芍

熟地二　肉桂二　沙参一　人参一

烏雞一隻老酒二斤陳醋二斤砂鍋内煮乾爲度連骨炙脆共爲末米粥搗丸空心淡塩湯下百丸如骨蒸去肉桂加知母三兩銀柴胡黄連各二兩

第十二治

氣食傷脾飽脹脇痛不思飲食氣口脉必緊盛此是有餘之症看其虛實量其老幼不可輕用行葯

半夏　陳皮　白茯　甘草　山查　麥芽　厚朴

香附　藿香　只實　砂仁　加姜

此係尅伐之味不可多用如虚用補中法

補中益氣湯　陳皮　當歸　人參　白朮　黄芪

柴胡　升麻　甘草　加棗

第十三治

經水或紫或黑或有塊無塊或痛或不痛揔是虚症

當歸　白芍　生地　黄芩　黄連　澤瀉　木通

第十四治

臍下有塊梗動作痛乃血塊也急宜治之久而不動便

難治矣先服湯葯後以石燕子丸消之

歸須　川芎　三稜　蓬朮　兵郎　青皮　香附

紅花　没葯　元胡

石燕子丸方

三稜五　蓬朮五　川芎一　元胡一　兵郎一

香附二　歸須二　寄奴二　荆子二　石燕一个醋煅七次

右醋糊丸或陳酒或盐湯下百丸

第十五治

蚤晚惡寒惡熱心中嘈雜肚腹作痛名似瘧非瘧切宜

早治久則成弱症矣

當歸　川芎　白芍　山梔　黄芩　柴胡　干合

知母　半夏　陳皮　甘草　澤瀉

服後寒热稍減去干合黄芩加生地伏花如不飽脹

少加人參貝母如咳嗽去半夏加天冬麦冬五味多

服可免弱症蓋弱症初起先恶寒恶热漸交骨蒸故

必先治之

第十六治

婦人五十歲上下頭眩頭痛惡心似頭風而不名頭風乃少年生育過多以致血盡名曰血風攻腦切不可作頭風治恐傷元氣愈盡愈痛

天麻　吉更　歸身　川芎　人參　甘草　高本

黃芪　黃芩　前胡　松蘿茶

第十七治

痢疾初起雖與男子同治用丹溪法而不愈者必脾血兩盡以致滑泄不收當用此劑

白朮　白芍　甘草　升麻　山葯　澤瀉　黃連

人參　茯苓　肉果　訶子　加烏梅　如腹痛少加木香

第十八治

瘧疾久不愈不拘一日二日服此方即愈

半夏　陳皮　白茯　甘草　蒼朮　人參　黃芩

柴胡　干合　川芎　升麻　知母　白朮　加姜烏梅

第十九治

婦人血積將成血癥血瘕

當歸　川芎　熟地　乾漆　三稜　蓬朮　肉桂

蘇木　劉寄奴

○第二十治

陰戶大痛鮮血淋漓此心胞絡移入小腸勿作經水看

小薊　甘草　山梔　木通　滑石　黃柏　澤瀉

茯苓　加食鹽少許

○第二十一治

吐血衄血無分新舊服之即愈如經水逆行不用此方

生地　丹皮　白芍　元參　山查　茅花　犀角

貝母　橘紅

○第二十二治

經水過期不行或口鼻逆出

蘇木　紅花　桃仁　青皮　香附　歸須　陳皮

澤蘭　劉寄奴　水酒各半煎

○第二十三治

婦人怒氣左脇大痛者

青皮　陳皮　貝母　柴胡　黄芩　只壳　山梔
甘草　龍胆草

第二十四治

右脇大痛，柚氣不渇，不拘肥瘦，皆屬火
半夏　陳皮　白茯　甘草　黄栢　黄芩　柴胡
青皮　白芥子　加姜

第二十五治

姙婦胎氣不安，宜服安胎和氣飲

陳皮　白茯　甘草　當歸　川芎　白芍　香附

蘇梗　大腹皮　加砂仁

○第二十六治

姙三月惡心嘔吐痰水頭眩減食名惡阻

陳皮　白茯　甘草　半夏　山查　厚朴　黄連

蘇梗　旋伏　腹皮　加姜腹痛加砂仁不愈加人

參藥不進而吐者點内關孔即愈

姙婦三五月腰痠疼或見紅小水頻数

知母　苧根　杜仲　阿膠　歸須　川芎　白芍

白茯　白朮　黄芩　加砂仁

第二十八治

胎氣不安心腹微痛不思飲食恍惚不寐乃脾虚血少也

白朮　黄芩　川芎　當歸　人参　白芍　陳皮

甘草　砂仁　蘇梗

第二十九治

小産者服此名安胎丸

黄芩　白术　甘草　當歸　川芎　阿膠

蜜丸砂仁湯下百丸

第三十治

娠婦月月下紅名漏胎

歸身　川芎　白芍　生地　地榆　黄芩　白术

益母　砂仁

第三十一治

臨產催生

柞櫟樹根皮两　木通两

水二十碗煎至十二碗

一頓服完即下

第三十二治

姙婦惡阻服藥不效應用此

白茯　陳皮　甘草　半夏　稉　丁香　腹皮

草扣　砂仁　姜

第三十三治

姙婦遍身浮腫或手足腫甚者名曰子腫

白茯　陳皮　蒼术　山梔　木通　澤瀉　滑石

禾更　腹皮

第三十四治

妊婦夜卧不安心戰嘈雜惡心名曰子煩

當歸　川芎　白芍　生地　甘草　黄連　白茯

貝母　麥冬　棗仁　加棗頭灯心此方不效或氣

口脉滑乃痰迷之故宜用後方

半夏　陳皮　白茯　甘草　只壳　竹茹　貝母

黄連　前胡　加姜

第三十五治

妊婦六七月胎氣不安湊上心胸脹滿難過名曰子懸

陳皮　白茯　香附　只壳　黄芩　白朮　阿膠

禾更　腹皮　砂仁

第三十六治

妊婦小便短澁小腹急痛難忍名曰子淋

木通　澤瀉　滑石　當歸　川芎　山梔　陳皮

麥冬　人参　初投未可用参

第三十七治

妊婦二三月四肢瘦軟筋骨酥麻面浮足腫行步艱難名曰子氣

陳皮　白茯　甘草　烏葯　香附　白术　蒼术

砂仁　木香　蘇叶

○第三十八治

妊婦七八月忽膝悶乱不省人事少間復醒名曰子癇

獨活　防風　當歸　川芎　杏仁　木香　甘草
伏神　羚羊　棗仁　五茄皮　米仁

○第三十九治

娠婦傷風咳嗽久不愈者名曰子嗽

吉更　杏仁　貝母　紫菀　陳皮　黃芩　前胡
甘草　伏花　桑皮

○又方

陳皮　吉更　竹茹　貝母　知母　只殼
黃芩　紫菀　麥冬　桑皮

第四十治

婦胎猝動下血成塊將欲墮者

苧根　當歸　川芎　白芍　阿膠　黄芩　續斷

荆芥　知母　益母草

第四十一治

姙婦頭眩躁悶不能舉動，心震不安，名曰子眩

人參　當歸　川芎　黄芩　天麻　防風　吉更

甘草　陳皮　白茯

○第四十二治

妊婦久咳，或有痰無痰，胎氣上升，胸氣吊痛，服前子嗽方不效者

陳皮　甘草　白茯　吉更　紫菀　黄芩　知母

貝母　只壳　阿膠　禾子　麥冬　款冬　大腹子

第四十三治

妊婦午後先寒後热，或半夜天明止，有如弱症，不可以弱症治。蓋血弱症也

當歸　川芎　白芍　生地　柴胡　干合　白朮
黄芩　烏葯　禾更　如嗽加桑皮杏仁不愈去桑
皮杏仁加紫苑二冬喉間血腥氣加元参薄荷热退
後服安胎丸　大凡姙婦寒热切忌銀柴胡與黄連
安胎丸　白朮　黄芩　歸身　白芍　生地　知母
只壳　禾更　人参　蜜丸每服白滚湯送下百丸

○第四十四治

姙婦吐血非比平常血症只安胎順氣其血自止

陳皮　白茯　甘草　生地　白芍　元參　貝母

阿膠　禾更　腹皮　黄芩

第四十五治

妊婦瀉痢宜早治久則脾虚恐傷胎氣此方新久俱治

白术　白茯　甘草　猪苓　澤瀉　蒼朮　蓮肉

陳皮　白芍　山藥　加炒麥冬無核棗如內熱加

姜製黄連久不愈加人參升麻腹痛加砂仁肉果

第四十六治

妊婦傷寒不宜儘攻恐損胎氣

川芎　白芷　半夏　陳皮　厚朴　甘草　羌活

防風　吉更　禾叶　加姜葱愈後宜服安胎散四五劑

安胎散

陳皮　白茯　甘草　川芎　當歸　香附

腹皮　黄芩　柴胡

第四十七治

妊婦痢疾雖腹痛勿用痢劑恐傷胎也

蒼朮　黄連　木香　白芍　砂仁　陳皮　甘草

澤瀉　當歸　禾更　腹皮

若無他症隨酌加減稍愈即服安胎健脾丸四五劑

安胎健脾丸　白术　白茯　甘草　黄芩　蒼朮

米糊丸砂仁湯下百丸

第四十八治

姙婦瘧疾宜用安胎清痰疎風散邪之品

陳皮　半夏　白茯　甘草　干姜　厚朴　川芎

黄芩　白朮　禾叶　加姜葱砂仁愈後宜服養脾湯

養脾湯　陳皮　白伏　甘草　白朮　黃芩　柴胡

當歸　川芎　白芍

第四十九治

姙婦悶氣腰疼下紅欲墮胎者

白朮　黃芩　杜仲　當歸　川芎　砂仁

第五十治

姙婦忽然暈倒不省人事乃痰迷也

竹茹　石羔　半夏　陳皮　甘草　黃連　只實

加姜

○第五十一治

咳嗽痰中見血

桑皮　杏仁　黄芩　阿膠　貝母　元參

○第五十二治

姙婦小便淋漓見紅不止者

益母草爲末酒滴爲丸空心白滚湯下百餘丸

○第五十三治

妊婦臍腹晝夜作痛
砂仁　空心白滚湯送下一錢

第五十四治

妊婦夜卧不安乃心血不足與男子同
黄連　甘草　歸身　遠志　伏神　枣仁
蜜丸硃砂為衣每服灯心湯下百丸

第五十五治

妊婦腿膝忽然腫痛有似痰湿勿作痰湿治滋陰養血

兼用安胎。

白朮　黄芩　當歸　川芎　防己　米仁　木瓜

茄根　羌活　少加晚蚕沙或煮酒空心服

○第五十六治

妊婦生腫毒勿用敗毒散。宜涼血疎風

甘草　當歸　川芎　防風　黄連　白芷　羌活

生地　金銀花

○第五十七治

姙婦兩乳作痛或將成毒名曰内吹

貝母　吉更　羌活　防風　黄連　歸身　川芎

細辛　白芷　花粉　瓜蔞　加橘叶汁同煎將渣打爛敷患處立愈

○第五十八治

產後兩乳痛名曰外吹即用前方去黄連如前敷服

○第五十九治

姙婦八九月宜服束胎丸

白茯各木　陳皮刃勿見火　白术刃勿見火　黄芩炒夏刃春秋各半冬生

米粥丸。空心砂仁湯下百丸。

第六十治

姙婦八九月宜服達生散

人參　紫禾　甘草　腹皮　陳皮　白芍　白朮

當歸（參禾倍用餘各錢許）加黄楊頭七个葱五葉夏加黄芩黄連。五味子春加川芎防風秋加澤瀉。冬加只殻砂仁。倘兼他症。諒勢加減

第六十一治

催生如聖散　第六十二治　黄芩子百粒炒研酒下神效

妊婦月將滿宜服益母丸

人參一　當歸一　白芍三　熟地三　益母草一两

蜜丸如弹空心細嚼一丸白滚水下

兎腦催生丹　第六十三治　臘月兎腦一付去膜母丁香二錢五分

乳香二錢射香五分

右葯為末，以腦搗爛為丸，如芡實大，陰乾，油帋包，置磁瓶，臨産時熱酒化下一丸。

第六十四治

佛手散　臨産服之，生育甚快。

當歸三錢　川芎半錢

二味同煎，空心熱服。

第六十五治

新産後腹痛，胸膈迷悶，頭眩惡心。

陳皮　白茯　歸身　川芎　官桂　黑姜　香附

澤瀉　玄胡　砂仁

第六十六治

產後三五日惡寒發熱小腹作痛

當歸　川芎　黑姜　陳皮　白茯　甘草　柴胡

白芍　玄胡

第六十七治

產後去血過多而暈宜服清魂散

人參　澤蘭　荆芥　當歸　川芎

第六十八治

產後去血過多而暈兼惡寒發热骨節痠疼頭目眩昏皆血虛之故

川歸　川芎　柴胡　荊芥　人參　白茯　甘草

陳皮　黑姜

第六十九治

產後泄瀉起自胎前者只宜健脾止瀉爲主若变成痢則難治矣

白朮　甘草　蒼朮　猪苓　澤瀉　黑姜　山葯

白芍

○第七十治

産後泄瀉不止。反成痢疾。腹痛。小便不利。此甚難治。十救一二。立方切須斟酌。

當歸　陳皮　白茯　甘草　山葯　山查　澤瀉

蒼朮　猪苓　木香　白芍　如有他症諒勢加減。

○第七十一治

產後六七日氣急痰喘名曰孤陽絶陰九死一生

當歸　桒皮　杏仁　禾子　白茯　陳皮　吉更

黑姜　貝母　天冬　麥冬

○第七十二治

產後筋骨疼痛轉身不得指甲黑舌筋青名曰惡血循經

當歸　川芎　乳香　没葯　紅花　桃仁　香附

烏葯　玄胡　甘草　水酒各半煎服不效則難治

○第七十三治

產後咳嗽。治之不早必多变症盖絲血入心必死敗血入脾亦死倘瘀血因嗽而升引血上行則昏沉心腹脹滿至於不起者有之嗽而小腹不痛無妨如惡露未盡慎之。

禾子　桒皮　杏仁　陳皮　白茯　吉更　黑姜

澤蘭　貝母　花粉　如兼他症諒加減倘心腹脹滿宜用活血行氣之品遲則莫救

第七十四治

產後發热，譫語，不省人事，如循衣狀，面紅，目直視，脉浮緊，宜以外感治之，莫執產後之見。

當歸　川芎　禾叶　半夏　陳皮　黑姜　白茯

厚朴　白芷　防風　干合　甘草　加姜葱煎热服微汗

第七十五治

產後發热，不省人事，閉目不語，多出盗汗，脉細静者，必是心血不足之故。

人参　歸身　川芎　陳皮　白芍　白茯　甘草

黒姜　紅花　石菖蒲　加灯心若兼他症諒势加减

第七十六治

産後浮腫乃敗血化水散於周身名曰水分

没葯　琥珀　桂心　白芍　當歸　細辛　射香

為末每服五分或姜湯或陳酒送下

第七十七治

産後浮腫亦有停食中脘致陰陽不能升降而肰者審其氣口脉若緊胃口脹痛者是也

半夏　陳皮　白茯　甘草　山查　麥芽　厚朴

車前　只實　蒼朮　澤瀉　木通　砂仁　加姜

◦第七十八治

産未滿月發热或寒或不寒

當歸　撫芎　白芍　熟地　人参　柴胡　知母

貝母　麥冬　加姜

如不愈必轉成蓐勞當服後治骨蒸方

◦第七十九治

産後夜热骨蒸盜汗筋骨疼痛咳嗽無痰大瘦不能起

身者名曰蓐勞

當歸　川芎　白芍　生地　秦艽　鱉甲　青蒿

黄芩　貝母　花粉　麥冬　骨皮

夜热不除去艽甲加人参銀柴黄連如盂作瀉食不

運化去歸地芩加白朮山药茯苓澤瀉不愈難治大

抵此症當健脾養血忌用寒凉若不受補有死而已

第八十治

產後心盂怔忡言語不倫

人参　甘草　山葯　川芎　當歸　遠志　茯神

官桂　麥冬　加姜　大枣

第八十一治

產後及月，肚腹仍如娠者，乃脾虛也，忌理氣以致虛脹。

白茯　陳皮　白朮　蒼朮　澤瀉　甘草　腹皮

卜子　加參　如不愈，以珀屑、没葯爲末，空心滚水調服五分即愈。

第八十二治

產後乳汁不通，俗用木通煮猪汁飲之，煎劑亦可。

通草　柴胡　瞿麥　白芷　吉更　甘草　花粉
木通
第八十三治
產後一切虛勞等症
生地　熟地　當歸　白茯　丹皮　杜仲　砂仁
地骨皮各三錢　胡椒每歲一粒研碎同入雄猪腈内煮
腈極爛去葯將腈分三塊每晨以一塊嗄陳大酒盡
量服後盖被取汗次晨微汗後則煖卧而已食三五

膽。無不愈者。

○附種子方

芡實 分 蓮肉 分 人參 錢 白朮 分 砂仁 半

共末之每晨用三錢米半升同煮粥男婦共食三月

即能種子而且寒暑不侵百病不入

女科大畧

月經前期

經来如猪肝水五心煩熱腰腹痛面色黄懶飲食乃氣血両虛先用黄芩散退其煩热後用調經丸

黄芩散

川芎　當歸　白芍　蒼朮　甘草

花粉　知母　地骨皮

調經丸

熟地　玄胡　白茯　砂仁　烏葯

生地　小茴　白芍　當歸　川芎　山稜

蓬朮　大茴　米糊丸不拘時滚水下百丸

○月經後期

經来如屋漏水頭昏目暗小腹痛更兼白帶咽中腥氣恶心吐逆先用四物理經湯次服内補當歸丸

四物理經湯

白朮　柴胡　香附　玄胡　山稜

○内補當歸丸　續斷　阿膠　甘草　川芎　干姜

白芷　白芍　熟地　蒲黄　厚朴　茱萸

川附　白茯　蓯蓉　蜜丸酒下。

月經或前或後

症因脾土不勝懶飲食由此月哀以致後期或是月多進飲食則又前期用藥不須調血只理脾土脾土一旺血匀氣順自然應期宜服紫金丸

青皮　陳皮　良姜　蒼朮　兵郎　只殼　砂仁

紅荳　香附　烏葯　三稜　蓬朮　糊丸米湯下

白帶發熱

因婦人性急或經来時行房觸傷腹中結成一塊如雞子大左右動月水不行变成五心煩熱頭昏目暗咳嗽生痰先用逍遥散止其煩热次用紫菀湯止其咳嗽若一年半年失醫肉瘦泄瀉不治

○逍遥散　白朮　當歸　柴胡　白芍　黄芩

薄荷　石蓮子　地骨皮　花粉　胆草

○紫菀湯　阿膠　杏仁　桑皮　五味　川貝

知母　欵冬花　禾子　吉更　只實　陳皮

○經閉

行經時及產後食生冷涼水過度血見冷則滯初時生寒作熱煩躁口苦。面赤易治先用逍遥散二在退其寒熱。後用紫金丸二在漸納穀氣脾土一勝。自然流通若延不治变作骨蒸子午而發直至肉瘦泄瀉不治倘猝变急以鴉片三厘入甘草湯服之或可少甦以全出門之色。

經行氣疼

經来一半腹中作痛潮热用紅花當歸散破其餘血

紅花當歸散　紅花　歸身　只殼　牛膝　赤芍
三稜　蓬朮　川芎　芫花　禾木

月經来不止

乃血妄流行問其食椒姜否是為热症用金狗散即愈

金狗散　金毛狗脊　川斷　阿膠　地榆　黃芩
川芎　當歸　白芍　熟地　白芷

紅来如黃泥水

此症大虛勿用涼葯宜用加味四物湯煖經活血

加味四物湯　四物　小茴　烏葯　玄胡　姜　枣

經来如銅汞水

此全無紅色，大虛大冷，勿用涼劑。烏雞丸服之。能受胎

烏雞丸　天雄　附子　鹿茸　山葯　蓯蓉　蒲黄

厚肉桂　山萸　四物　烏鷄肉　米糊丸，酒下。

經来全白色

經無紅色，五心煩热，小便作痛，血氣虛也，亦用烏鷄丸。

經来成塊如葱白色

外症頭昏目暗口唇麻木此虚冷也宜内補當歸丸一在

經来臭如夏月之腐

此乃血弱更傷热物身衰旧血少新血不接宜龍骨丸

螵蛸　牡蠣　四物　白茯　黄芩　蜜丸酒下

經来如魚髓

經行双脚疼痛乃下元虚冷兼有風邪宜踈風止痛散

川芎　歸身　天麻　姜蚕　烏葯　牛膝　獨活

骨碎補　南籐　乳香　紫金皮　苺姜酒煎

○經来不止如牛膜片

猝肰昏倒，乃血氣結聚，雖驚人無事，用硃雄丸立安

硃砂　雄黄　白茯　水丸，姜湯下

○經来下肉色

如鷄子大，割開如榴子，猝倒昏迷，雖驚人無事，服十全

大補湯四五劑即安

○十全大補湯　四物　四君　肉桂　黄芪　姜枣

○經来小便疼如刀割

此乃血閉不通或用八珍散非也用牛膝湯一劑有功

牛膝湯　土牛膝五　麝半分　乳香刁　先煎牛膝臨服入後药

經来吊陰痛

此症有筋兩條從陰吊至兩乳疼痛异常身上發热服川練湯一二劑發汗即止

川練子　猪苓　澤瀉　白朮　小茴　大茴

木香　烏药　兵郎　玄胡　乳香　姜葱煎服取汁

經来未盡潮热氣痛

此因傷食生冷故血滞不行用莪朮散热去經行痛止

莪朮散　三稜　莪朮　紅花　牛膝　禾木

經来作痛手足麻痺乃腹中虚冷血氣衰甚宜用四物湯

經来脇氣痛

經来時脇内一塊如盃宜治塊為先用四物玄胡湯

四物　玄胡　沉香　酒煎服

經来小腹有塊痛

小腹如皂角一條横過疼不可忍不思飲食面色青黄

急服玄胡散半月能消

玄胡散　玄胡索　髮灰　共為末酒調服

經来遍身疼痛

乃傷寒邪氣入骨或热或不热宜觧表用烏葯順氣散

姜蚕　白芷　川芎　干姜　陳皮　甘草　麻黄

只壳　姜菊

觸經傷寒

經来忽然發渴悮食生冷遍身潮热痰氣緊満四肢厥

冷。用。五。積。散。自然立安。

厚朴　陳皮　吉更　蒼朮　川芎　白芷　白茯

當歸　香附　半夏　只殼　干姜　肉桂　甘草

白芍　青皮　麻黃　姜葱

。逆經

經從口鼻出。此過食椒姜熱毒熱則乱行。用犀角地黃。

犀角　生地　白芍　丹皮　黃芩　陳皮　只實

吉更　百草霜　甘草

逆經兼咳嗽氣緊

經不往下而反上行五心煩热欬嗽氣緊宜推血下行用紅花散五六劑次用冬花散止嗽下氣热退痊安

紅花散
紅花　蘇木　黄芩　花粉

冬花散
冬花　粟殼蜜　桑皮蜜　吉更　只實　蘇子
紫苑　石羔　知母　杏仁　蘇梗

每月經來二三次

来而中止止而又来宜膠艾湯一二劑後服紫金丸二在

膠艾湯　阿膠　艾叶　四物　加枣

經来狂言如見鬼神

此因怒氣所觸逆血攻心先用射香散後用茯神丸根除

射香散　辰砂　人参　吉更　柴胡　遠志　茯神

甘草稍　射香

茯神丸　茯神　茯苓　遠志　硃砂　猪心

米糊丸以金銀飾煎湯下

經来常嘔吐

經行時嘔吐不思飲食宜服丁香散

丁香　干姜　白朮　等分為末米湯下二三匙

經行時飲食後即吐

此痰在胸脘阻隔米穀用烏梅丸化之後用九仙奪命丹

烏梅丸　硃砂　雄黃　木香各刁　硼砂　乳香　沒藥各朩　草果一ケ　胡椒廿粒　為末即以烏梅肉為丸如金荳大噙化一九

九仙奪命丹　豆豉　草果　厚朴　只殼二　木香　陳皮一　白茯二　山查　蒼朮一　共為末姜湯調下錢許

經来偏身浮腫

此脾土不能尅化因而水変為腫用木香調氣胃散

木香　陳皮　甘草　三稜　莪朮　香附　紅荳

砂仁　車前　木通　山查　腹皮　萆薢　姜皮

經来泄瀉

經動之時五更泄瀉乃腎虛也不必治脾多服理中湯

人參　白朮　五味　干姜　甘草　加姜

經前經後痢疾

月水將行過食椒姜諸热毒攻五臟变成痢疾諸葯無效

用甘連湯二三劑即好

○甘連湯　甘草　黄連　干姜

○經来大小便俱出

此名蹉經因食热物過多積久而成宜用分利五苓散

解其热毒順其陰陽即安

○分利五苓散　阿膠　猪苓　澤瀉　白术　赤芍

當歸　川芎

經来常欬嗽

此咽中血欬乃肺燥金枯急用茯苓補心湯退其热欬再服雞蘇丸以除根

茯苓補心湯　茯苓　四物　人参　陳皮　干合　蘇叶　前胡　桑皮　甘草　半夏　吉更　只实

雞蘇丸　萊菔子另　川貝母另　為末蜜丸白湯下五十丸

經阻腹大如臌

月水両三月不来腹脹如臌一日崩来下血包有物如

蝦蟆子昏沉不省體盛者投十全大補湯体弱者莫救

十全大補湯在五

經来小便出白兎

經来有血兎如雞腸様滿肚疼痛此症只宜推兎勾大便来方無事用追兎丸後以建中湯補之

追兎丸　射香　兵郎　牽牛　甘遂　芫花　大苗

續隨子　大戟　糊丸如彈每服一丸

建中湯　黄芪　肉桂　白芍　甘草

經来潮熱旬日不思飲食

此症只湏開胃將白鴨取血和酒服之立効

女子經閉

室女月水初来不知保養手入冷水血見冷即凝不出血海面色青黄遍身浮腫用通經丸以通其血腫自消

通經丸　山稜　莪朮　赤芍　川芎　歸身、山甲

劉寄奴　糊丸酒下

血崩

宜用十灰丸若久則虛宜鷄肫子湯小腸痛加四物湯

十灰丸

阿膠　側柏　棕灰　艾叶　絲綿　佃絹

百草霜　胎髮　苧根　茅根　各灰水滴白湯下

雞肫子湯

鷄肫內有子加葱姜搗爛麻油同炒酒煎

去渣服

另有經来時吐蛔寒热四肢厥冷瘀氣緊滿無葯可治

胎前惡阻

初孕嘔逆不思飲食腹中作痛此胎氣不和宜用和氣

散去丁香木香一劑可安

和氣散　陳皮　吉更　厚朴　砂仁　蒼朮　小茴

益智仁　藿香　甘草　丁香　木香

胎前潮热氣痛

因受热毒服四苓散二三劑即安

四苓散　猪苓　泽瀉　白朮　白茯

胎前寒热

胎前瘧疾　小腹作痛口燥咽乾乃受热過多更傷生冷

陰陽不分也用草果飲立効

草果飲　青皮　草果　甘草　柴胡　黄芩

孩兒攻心

胎氣上冲不知人事此過食热物小兒在胎受热難過攻上心来宜調中和氣飲同勝紅丸通利二三次自安

調中和氣飲　大黄　兵郎　只壳　石羔　黄芩

知母　黄連　柴胡　黄柏

勝紅丸　江子十粒去油　百草霜　〻飯丸葱湯下

胎前氣緊不滑卧

此過食生冷兼有風寒中胃肺經生痰用紫蘇安胎散

吉更　紫蘇　只實　腹皮　川貝　知母　歸身

五味　甘草　石羔　桑皮

胎前欬嗽

此多食生冷又食熱物冲傷胎氣胃火生痰用五虎湯

杏仁　蘇子　麻黄　陳皮　知母　石羔　五味

吉更　只實　甘草

胎前衄血

此母傷热物血热乱動冲傷色絡只宜冷胎用衄血丸

丹皮　黄芩　蒲黄　白芍　側柏　米糊丸白湯下

胎前泄痢

此母傷热物毒氣入脾大腸火燥变成此症初起用甘連湯　在九　如痢久形瘦産後母子両亡

胎在漏紅

有孕紅來亦應期而至此漏胎也宜小烏金丸

海金砂　蜣虫　側柏　防風　蒼朮　小茴
當歸　百草霜　川芎　厚朴　糊丸白湯下

胎前赤帶

胎前漏出帶来如猪肝血水日夜不止精神短少當用此

側柏丸　柏叶　黄芩　蜜丸白湯下

胎前白帶

此胎氣虚也先用梨頭花炒為末酒調服後用閉白丸

龍骨　螵蛸　牡蠣　赤石脂　糊丸酒下

胎前氣緊咳嗽動紅

胎前有此夜嗽午热勿認勞症宜用逍遥散在二退其热後用紫菀湯在二止欬而安

胎前動紅

婦或失跌動傷恶血来如流水急用膠艾湯以止其血在八次服安胎散

阿膠　白茯　人参　小茴　大茴　川芎　當歸

甘草　生地　艾叶

胎前小便不通

此名轉胎，若用車前、八珍等，非也。宜服八味丸。

附子　山萸　澤瀉　丹皮　熟地　山葯　肉桂　甘草

蜜丸，白湯下。

胎前大便不通

此大腸結熱，胎氣閉塞，勿用芒硝，宜以大黄、只實同煎服。

胎前半虛

有孕三五七月小産，若不調治，恐再孕復然，服益母丸。

益母草一斤　當歸半斤　蜜丸白湯下

○胎前怔忡

孕婦有此且徧身熱虛煩此血衰受孕而致服硃砂湯

猪心一枚水一碗煑湯調硃砂一錢服之

○胎前浮腫

此氣血俱衰而致勿用通泄之葯以傷其胎宜腹皮湯

大腹皮　青皮　陳皮　姜皮

○胎前陰門腫

此胎氣不能遊動而致宜服安胎順血散

訶子一味煎服

○胎前徧身瘦懶

其症面色青黄不思飲食精神困倦形容憔悴此因血少不能養血胎宜服四物湯倘下血宜用安胎散在十五

○胎前脚氣

此下元氣血虚弱或兼風邪宜用生血行氣之品當服烏葯順氣散在六

胎前中風

其症牙關緊閉痰氣壅塞不知人事用黄蠟丸後進排風湯可愈

黄蠟丸　枯凡二　黄蠟麻油同溶化調搽牙上

排風湯　麻黄　白术　防風　蘇梗　甘草　杏仁

川芎　當歸　白茯　獨活　姜枣

胎前癱瘓

此因胃中有痰閉住氣血而致用烏葯順氣散六在取汁

○胎前腰痛

此血蔭胎，不能養腎，水乾枯所致，宜猪腎丸。

猪腰子 一个 晒乾為末，入青鹽 可 蜜丸，酒下

○胎前頭痛

此風寒入腦，陽氣衰也，當用芎芷湯。亦有頭風，當以治風

○芎芷湯 川芎 白芷 甘菊 甘草 石羔

白芍 槀本莖 白茯 生姜 或加細辛

○胎前泄瀉

此有四治春用胃苓湯夏用三和湯秋用藿香正氣散

冬用理中湯在九

胃苓湯　蒼朮　厚朴　陳皮　猪苓　澤瀉　白朮

白茯　白芍　肉桂　甘草　姜枣

三和湯

正氣散　藿香　紫蘇　陳皮　厚朴　半夏　白朮

白茯　吉更　腹皮　白芷　甘草　姜枣

胎前心痛

此胎氣不順。只宜順氣。用手拈散

草果　玄胡　五靈脂　没葯　酒煎服

又方　烏梅　紅枣　杏仁　同搗膏砂仁湯服

胎前昏迷

孕婦猝暈者乃血去養胎精神短少承胎不住目花頭暈非葯可治酌用獨參湯

胎前大便虚結

此因脾土燥。大腸濇勿用峻劑以只實煎湯不拘時服

○胎前徧身瘙痒

此脾中有風。不用服葯。取章氷燒酒調搽即愈。

○胎前陰門癢

有孕不節房事，陽精留蓄，因而作癢。以川椒、白芷二味煎服。再煎二鍾，以查擦洗之。

○胎前乳腫

孕婦乳腫，生寒作热，名為内吹。用皂角燒灰，酒下立消。

○胎前咽痛

此傷寒攻上咽中。胃有痰涎。宜化痰為先。用升吉湯。立効。

升麻　吉更　防風　甘草　玄參

○胎前消渴

此因血少。三焦火盛而然。宜加味四物湯。或地黄丸。

四物　生熟　黄栢　麥冬

○胎前耳鳴

此腎虛也。宜用猪腎丸。在十七

○胎前潮热不退　此十月将足

孕婦大渴不止。腹中作痛月期將滿潮熱不退反無事。若在七八個月見此症則不治。

胎腫

孕婦有通身腫者。有脚腫者名曰胎水。有脾虛不能制水血散四肢而腫者。有胎水與血相搏而腫者。有脾胃虛濕者。有乘風冷者。有瘧利後而腫者。有飲食太過者。有腹脹而腫者。經曰胎腫皆因濕熱。多山梔卜子炒宜過。為末米湯服下。曾教虛腫潮消磨

子煩

此因肺臟虛而熱乘於心則煩或停痰積飲在心胸之間亦煩若熱煩但熱而已若有痰而煩者口吐涎沫惡食則煩躁也經曰孕婦心驚悶子煩病因二火在其間

竹葉湯除虛躁病門冬引子是仙丹

竹葉湯

白茯　防風　麥冬　赤苓　條芩　竹叶

人參　知母　生地　茯神　五味　瓜蔞

甘草　淡竹叶

門冬引　干合

○子癇 又名子冒

經曰孕婦筋強語蹇痰或時發搐故名癇脉浮弦滑羚羊散煎服祛風漸々寬

羚羊散 羚角 獨活 棗仁 防風 川芎 米仁 五茄皮 歸身 茯神 木香 甘草 生姜

○子懸

經曰胎氣湊上腹心田滿悶脹痛曰子懸紫蘇散子安胎氣須教一服自然安

○紫蘇散　蘇叶　人参　陳皮　腹皮　當歸　川芎
　白芍　粉草　葱姜
腹痛加香附　欬加只壳桑皮　瀉加白朮茯苓
發热加條芩　嘔加砂仁

○子淋

孕婦腎虚則膀胱發热腎虚不利水則小便数胞系於
腎腎間虚热而成淋甚者心煩乱當用此方

○安榮散　麦冬　通草　滑石　歸身　甘草　人参

北細辛　灯心

安胎論

婦人氣血兩虛，懷孕無所榮養，故四肢無力，倦怠飲食少思，或平昔素有胎墮之患，尤宜謹之。蓋養胎者血也，護胎者氣也。欲安胎保孕，每思清熱。懷孕如懸鐘在梁，梁頹則鐘墮，故安胎者必補氣血，固中氣爲主。若能養性情，戒暴怒，則無此患。經曰：孕婦全憑氣血諧，傷情冷熱又爲災。血虧脉濇起四物，四君脉大可安排。若還挫氣砂仁服。歸芎芩朮弗傷胎。

安胎飲　人參　黄芩　白芍　白朮　甘草　阿膠

川芎　歸身　黄芪　杜仲　腹痛加砂仁。取其止痛行氣也。　多憂鬱加香附紫蘇。取其和胎氣也。

金匱當歸丸。孕婦宜常服之。　歸身　川芎　白芍

黄芩　白朮　阿膠　人參　砂仁　糊丸白湯下

。小産

經曰。半産多因是嫩生。内傷冷熱暴而行。東垣升舉全

生劑。活血湯名莫教疑。

○全生活血湯　柴胡　生地　熟地　升麻　白芍　紅花

○另束胎丸　白朮　白芍　當歸　人參　陳皮　腹皮　益母草　黄楊葉　紫蘓　加姜　春加川芎　防風　夏加黄連　秋加澤瀉　冬加砂仁　怒加香附

○胎不降生

産先有水。水乾孩兒不下。用益母草散以生水，則水泛舟行。

○益母散 白芷 肉桂 川芎 當歸 滑石 射香

益母草

○胎死上喘

此因母患热病。藏府热極。燻煑其胎而致胎死，自冷而不能下。孕婦舌青者是。經曰：肺以病喘，死胎中燻热傷胎，氣上冲。桂時和匀，酒調下。黑神散子亦能通。

黑神散　熟地　蒲黄　黑姜　當歸　白芍　桂心
甘草　黑豆　酒煎服或為末酒調下

死胎不下
孕婦面青，口苦舌黑，指甲青，此子死也，當用斬爛散打下死胎。若産婦面黄，不青黑甲紅，其子横生，勿用此方。
斬爛散　肉桂　白芷　滑石　班毛　煎服

難産横生
經曰，婦人氣逆胎遂横，益母童便酒下行，此為神應催

生產服之不久兒自生

胞衣不下

此症當審其婦如胞衣在胸膈難治若在小腹宜用破靈丹即下經曰胎衣不下是沉痾疲倦皆因用力過停風衣冷血入室胞膧令人力少何急服奪命丹行血牛膝湯煎效更多益母童便酒調下胎衣自下咲呵呵

破靈丹　紅花 歹　蘓木 分　牛膝　酒煎服

奪命丹　附子　丹皮　牛膝　大黄

○牛膝湯　川芎　朴硝　蒲黃　當歸　桂心　生地

加姜

○產後血氣痛

產後餘血未盡腹中疼痛潮熱此惡露作祟宜用是方治

○紅花當歸散　在三

○產後血盡作痛

此虛痛也雖潮熱勿認惡露然此時最宜酌量果係血虛宜用加味四物湯

四物　小茴　烏藥　乳香　玄胡　五靈脂

産後惡寒發熱

此内傷外感宜以五積散去麻黄加草果黄芩柴胡一劑可愈

産後咳嗽

此風寒傷肺變爲咳嗽宜小青龍湯

甘草　乾姜　五味　杏仁　半夏

産後子宫哭出

用鯉魚頭燒灰清油調搽

産後假疽突出

先服連喬散後以黄蠟丸在十七貼之

連翹散　升麻　芒硝　玄参　白芍　白歛　防風

扁杏仁　射干　大黄　甘草

産後一月惡血重來

血來如流水不止昏迷倒地不知人事固未滿月同房揺動骨節

血不歸經以致如此宜用金狗散在三散

産後寒熱

經曰産後發熱又增寒中感須知有幾般外邪身热脉浮緊五積

交加病自安右手脉大頭不痛發熱皆由宿食纏香砂二陳加麥

用内傷莫作外傷着小腹痛惡血因增寒壯熱掌中温弦緊脉來五積散玄乎葱白散為尊日脯潮熱宜八物脉虚弦大補中論醫臨脉對如臨陣虚實分明仔細尋

五積交加散

白茯 當歸 厚朴 陳皮 桔梗 蒼朮 川芎 白芷

白芍 麻黄 香附 半夏 枳殼 乾姜 肉桂 甘草

青皮 羌活 獨活 柴胡 人參 薑葱

産後血暈

血去多而暈宜補血有氣虚而暈宜補氣痰火泛上而暈宜清痰降火有瘀血不行而暈宜去瘀

產後中風

經曰產後乘搏服丕血虛氣弱故招災脈浮愈風湯最効濡弱微弦續命該

愈風湯　荊芥穗為末酒調下

宿血腫脹

經曰敗血歸脾腫脹災胎前宿食濕注來致令餘血遊經絡遂使平胸氣滿懷脉沉散子調還易宿食須當虎珀開丁盅後學宜當記莫作脾傷水氣猜

琥珀散　滑石　粉甘草　海金砂　為末燈心送下

產後腹痛

經曰惡血不盡痛憂疑脉來細緊與沉遲聚寶丹磨隨引子童和酒最相宜脈弦而緊黑神散在念卷 血刺玄乎桂與歸心腹絞痛并兒枕滿黃宜入五靈脂

失笑散 五靈脂 蒲黃 聚寶丹 没藥 琥珀 當歸 木香 乳香 辰砂 射香 滴水丸酒下

陰戶脫

經曰戶物形如帕下垂俗名化作產門頹治宜補氣兼太清氣升時物自回

用補中益氣湯　或十全大補湯

○惡血入心

經曰心亂昏迷血入心令人顛倒失精神脉浮而滑宜續命弦脉應須用七診

○七珍散　川芎　人参　菖蒲　生地　防風　辰砂

○惡血入脾

經曰産後陰虛血入脾令人嘔吐食貪希脉來弦数多微細抵聖湯施功效奇

○抵當湯　赤苓　半夏　澤蘭　人参　陳皮　甘草

惡血入肺

經曰：肺喘多由惡血侵，故令喘促作㗋聲，寸口脉來浮兼滑，參禾霹靂遂安寧。

惡血入肺

經曰：弦脉筋抽血入肺肝，面蒼黄怒病多肰，或時眩暈如風狀，牡丹皮散遂平安。

丹皮散

丹皮　防風　二味爲末，酒下。

産婦聖方生化湯論

生化者，因葯性功用而立名也。蓋産後瘀血當消，新血宜生，若專消則新血不寧專生則舊血反滯矣考之藥性芎歸桃仁三品能破舊血驟生新血佐以乾姜甘草引三品入于肺肝生血利氣五品共方則行中有補化中有生實產後良方也凡病起于血氣之衰脾胃之虛而產後脾胃血氣之虛衰尤甚是以丹溪立論產後必大補氣血先雖有他症以末治之若能擴充立方則治產特易易耳夫產後勞倦血氣暴虛諸症易至如有氣毋專耗散有食毋專消導熱不可擅用芩連寒不可輕用桂附寒多則血塊停滯熱多則新血流崩至若中虛外感見三陽表症似可汗也在產後而用麻黄則重竭其陽見三陰裏症似可汗也在產後而重承氣

則重亡其血倘耳聾脇痛乃腎虛惡露之停休用柴胡譫語汗出乃元弱似邪之症毋同胃實厥症因陽氣之衰難分寒熱非大補不能回陽而起弱産後因陰氣之虧毋論剛柔非滋榮不能舒經而活絡又如乍寒乍熱發作有期症似瘧也若以瘧治迂延弗瘳神不守舍言語無倫病似邪也若以邪論危亡可待去血多而大便燥結蓯蓉加于生化非潤腸承氣之能通出汗多而小便短濇六君倍用參芪乃生津助液之可利加參生化頻服救産後之危長生活命屢用雖絶穀之人癲疝脫肛多是氣虛下陷須補中益氣湯之方口禁拳攣乃因血燥數氣風用加參生化之湯若産戶

入風而痛甚服用羌活養榮方玉門傷冷而不閉洗須蛇兎萸硫黄怔忡驚悸生化湯加遠志似邪恍惚安神丸助歸脾因氣而滿悶慮煩生化湯加木香為佐因食而噯酸惡食六君子加神麥為良禾禾稜术大能破血青皮枳實最消滿脹一應耗氣破血之劑汗吐宣下之策只可施于少壯豈宜用于胎産大抵新産之後先開惡露何如塊痛尚存未可遽加芪术至若亡陽大熱血崩厥暈速煎生化原方以為救急之計

生化湯　當歸三錢　川芎一錢　甘草五分　桃仁去皮四粒

凡見他症隨意斟酌加減　長生活命丹　人參二錢煎湯

調服鍋焦末二錢

產後數日外不食以人参弍錢加姜一片白米一撮水一碗煎服以安胃氣

凡產後發熱惡寒頭痛勿即認爲傷寒太陽症作寒作熱或兼脇痛勿即認爲傷寒少陽症皆由氣血兩虛陰陽不和而然也即或果係傷寒當于生化湯中加減治之凡產後妄言妄見者由氣血大虛精奪神迷以致如此輕則睡中呢喃重則不睡亦然勿認爲鬼神用符水及法術以致不救宜用益榮安神湯

生地　茯神　陳皮　枣仁　員眼　柏仁　竹茹

產後大便不通加麻仁子生化

產後傷食當以補氣為主消食為佐若專用消食藥必致有損胃氣而反満悶不食甚而絶穀又誤認宿食未消再用寬胸耗劑必至不救慎之

產後泄瀉宜服生脈散以固津液

產後日久忽血崩不止下大血塊血片宜大補脾胃升舉氣血少加鎮墜心火之味

○升舉大補湯

白朮　人參　當歸　川芎　生地　黄芪

甘草　荆芥　白芷　陳皮　川連　羌活　升麻　防風

黄柏

新產患赤白痢為最難治之症欲調氣行血驅蕩痢疾之邪則慮產後之元虚益氣滋榮而補產虚又助初痢之邪盛其行不損元補不助邪惟生化湯去乾姜加木香則並治而不悖矣勿泥古方耑用厚朴枳殼諸品以治產後之痢可也產後寒熱往來有類于瘧者此由氣血併竭陽虚作寒而陰虚發熱也勿以瘧治雖柴胡不可輕用惟調補氣血則寒熱自退切勿用芩連支柏以退熱亦勿用兵郎常山艸果以截之當用四君生化湯

四君同生化去乾姜桃仁加青皮藿香烏梅

產後傷風咳嗽勿用麻黄以動汗

產後膨脹論

產後婦素弱臨產又勞中氣不足心中多不舒暢胃雖納五穀脾封轉輸遲若產下時隨服生化湯三四劑塊消痛止即加人參以助脾健胃自無中虚脹滿之患其或遇此大率因傷食而誤專消導因氣鬱而誤專順散又因多食冷物而停滯惡露又因血虚大便燥結誤下而愈膨脹殊不知產後氣血兩虚血塊消後當大補氣血調中虚也且治者但知傷食當消氣鬱宜順惡露當攻便結可下投藥一服不效又投一服病家一醫不效又易一醫病者消

耗葯多胃氣反傷而满悶益甚氣不升降濕熱助積瞬而久之遂成膨脹惟補葯為主少加消導等則脾强而所傷食氣消散助血兼行則大便自通而悪露自行矣宜用長生活命丹在廿一以救誤醫而絶穀然後遵溪法按方以治膨脹可也

誤耗益氣湯

人参　白术　茯苓　甘草　川芎　當歸

白芍　陳皮　厚朴　蘇梗　木通　腹皮　大子　木香

腹痛脇痛或塊痛加砂仁

养生滞湯　治大便不通誤服大王等葯以致膨脹或腹中有血塊痛不止者

川芎　當歸　白芍　陳皮　人参　腹皮　白术　甘草

茯苓　桃仁　香附　蓯蓉

如血塊痛即以此湯送下三消丸

三消丸　治婦人死血食積痰飲等症

黄芪牙益智彐黄連彐吴萸四同煎去查浸一日取出焙干用蔔子刄一半生用一半炒熟用台术斗米泔水浸切片土炒用桃仁十粒去皮山梔炒麥皮曲三稜莪术醋炒各五錢香附童便製山查各一兩蒸餅丸補中湯下已上三方大約相同可用可遵丹溪先生加減屢治屢驗若悞服大黄者服當歸半斤大便方通而腫脹

因之亦退矣

亦退矣

産後五日内不可用陳皮勿獨用枳殼枳實以消塊欲消兒枕勿用山查并勿用産寶湯若産生癰疽未成服瓜蔞乳没散已成服排膿廻毒湯出膿後服十全大補金銀散

○瓜蔞乳没散　瓜蔞一個連皮搗碎　當歸　白芷　青皮
乳香　没藥　甘草　金銀花

○十全大補金銀花散　人參　白术　茯苓　甘草　川芎
當歸　熟地　黄芪　金銀花

崩漏論

婦人崩漏失血過多，由氣血俱虛，損傷子宮血海也。失氣血之行外循經絡，內榮藏府，重傷為崩，輕傷為漏，而衝任之氣血虛不能約制經血，故脾不能統血，肝不能藏血，忽然暴下。此等症候，皆由氣血脾胃先損也。若受補可救，有悮用寒凉之劑，致傷脾胃生氣，而血不能歸經者，當用參歸飲。

人參　小薊　白朮　茯苓　甘草　川芎　歸頭　側柏　生地

血暈加荊芥，虛汗加黄芪、棗仁，日久不止加龍骨，血來不止加

附録備方

調經散 四物 香附 白茯 丹皮 甘艸 益智仁 五靈脂

不及期加酒炒黄連 過期加乾姜肉桂 行時作痛加玄胡青

皮 經行斷續加紅花禾木桃仁 經來過多加黄芩蒲黄 經

來少飲食加白术陳皮砂仁 人参痰加南星蒼术 氣虚血弱

加人参黄芪

調經散 治月水不調

劉寄奴 歸尾 赤芍 紅花 山甲 莪术 玄胡索

烏葯 丹皮 牛膝 三稜

清神返魂湯　治産後暈厥危症
　肉桂　荆芥　人參　甘草　川芎　當歸
若脉絶用生脉散　助血潤腸湯　生化　肉桂　玄胡　麻黄
宜去乾姜
調衛止汗湯　黄芪　當歸　川芎　防風　人參　桂枝
養榮丸　四物　六黄　知母　黄柏
　共爲末，蜜丸，鹽湯送下，冬月酒送下爲妙

求嗣養胎保産全書一卷

不著撰者
清抄本

求嗣養胎保産全書一卷

本書爲中醫女科專著。不著撰者。全書包含求嗣當知、保妊當知、保妊補要、臨産當知、産後當知、養子當知、滿月後禁忌、出痘當知，後附异授保母金丹方、仙傳回生丹方。從婦人延嗣備孕開始，經過保胎、臨産、産後、養子、滿月、出痘，包括了從懷孕到嬰兒出生後的調養注意事項和治療方案，内容簡潔實用，於古代中醫産科方面的成就可窺及大略。

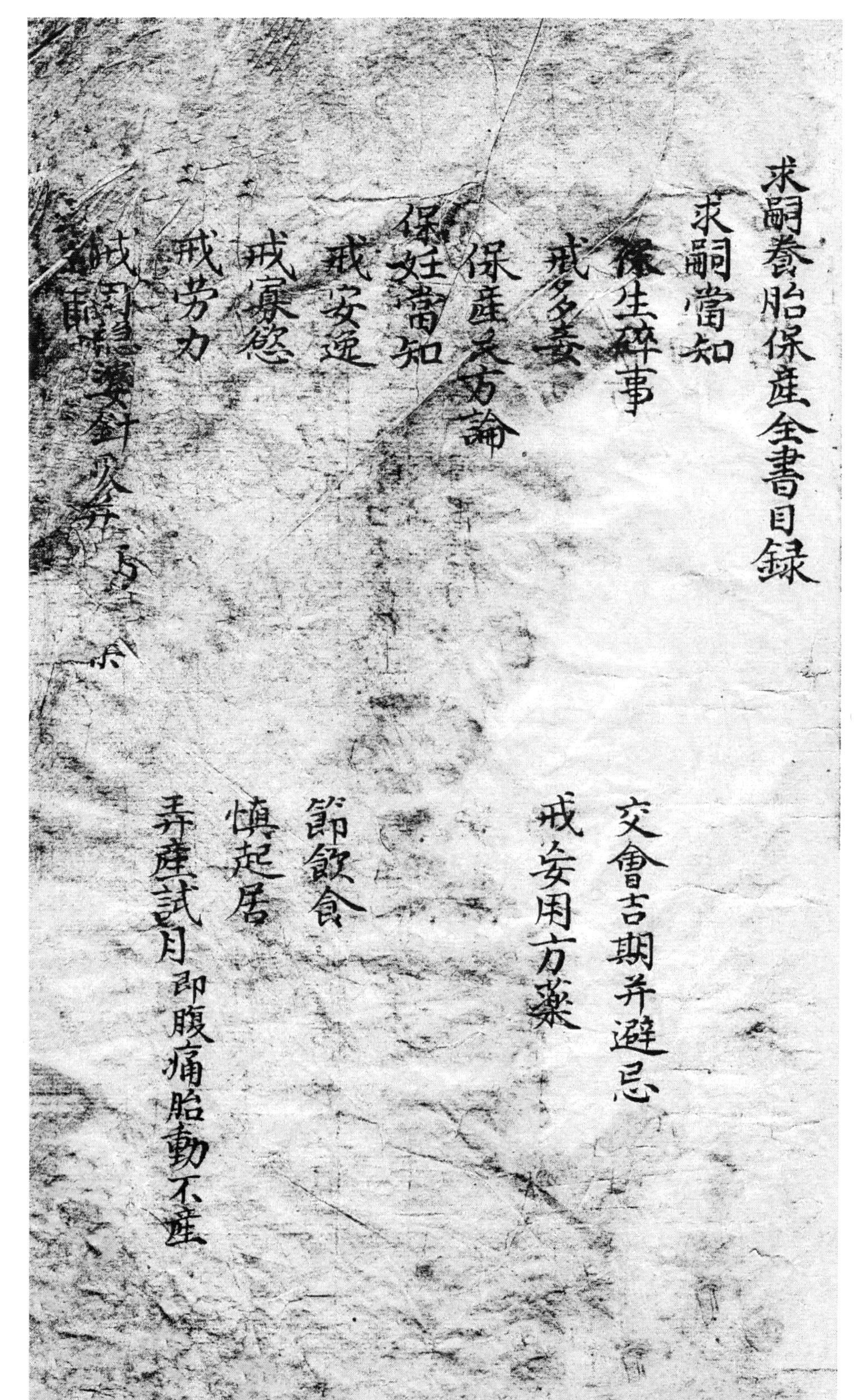

求嗣養胎保産全書目録

求嗣當知

保生碎事

戒多妾

保産及方論

保妊當知

戒安逸

戒寡慾

戒劳力

戒聽穩婆針灸并方

交會吉期并避忌

戒妄用方藥

節飲食

慎起居

弄産試月即腹痛胎動不産

保妊補要

防半産

或茯神湯

或五味異功散

小産後一病須知（大産後亦依此）

千金保胎方得之異傳

安胎飲方

達生散方

達生編

臨産當知

三個月前用芎歸補中湯

五個月前用安中湯

七個月前用補中益氣湯

仙傳奪命丹方

安胎方

佛手散方（臨産要藥百病皆用此方为君）

禁忌

出痘當知

穢氣宜避

飲食宜戒

異授保母金丹方

仙傳回生丹方

禁忌宜防

所戒須知

求嗣當知

保生碎事

憺漪子曰、嘗觀列女傳曰、古之婦人妊子。坐立寢食視聽言動。皆要循循合矩。如太任之性。端一誠莊。惟德之行。及娠文王。未嘗不以胎教爲重。生子卒爲周宗。其理可不驗歟。今之孕婦未諳古法。爲夫者當以胎教之理諭之。俾婦善調。固其本以達其支。非惟無墮失之患。抑且生子形容端正。才器過人矣。

又曰、人禀陰陽之氣以生。藉父精母血以成其形。人始胎一月如露珠。二月似桃花片。三月男女分。四月形象具。五月五臟生。六月六腑成。七月関竅通。八月遊其魂。九月三轉身。十月受氣足。始生。所以古人云、有

孕不再房○養子痘疹稀○以慎重其始也○世人可不謹歟○

此係西陵憺漪子汪淇右子氏論定姪汪開楚友熊氏鑄鍾如氏仝叅

交會吉期宜旺相日并避忌

夫婦交會○必候月信住淨○或一日三日五日遇旺相日交會生男○兩日四日生女○過期餘日○則不成胎矣○

春甲乙旺相正月宜甲子寅辰午戌乙卯己未酉亥日吉

二月宜甲辰午戌乙丑卯己未亥日吉

三月宜甲子寅辰午乙丑己亥日吉

夏丙丁旺相四月宜丙子午戌丁丑卯己未酉日吉

五月宜丙寅辰午戌丁卯未己酉日吉

六月宜丙寅午戌丁卯己未酉亥日吉

秋庚辛旺相七月宜庚子辰午戌辛丑卯己酉日吉

八月宜庚子寅辰午辛丑己未酉亥日吉

九月宜庚子寅午戌辛卯己未亥日吉

冬壬癸旺相十月宜壬子寅辰午癸丑卯未酉亥日吉

十一月宜壬子寅辰戌癸丑己酉日吉

十二月宜壬子寅辰戌癸丑卯己酉亥日吉

忌朔、弦、望、晦之日。并虹霓、地震、日月、薄蝕、雷電、霹靂、天地晦明、大風驟雨、大霧、大寒、大暑、天赦、庚申、等日、及夫婦生日、每月廿八人神在陰日、避日月星辰之下、庵觀寺廟之中、井灶圊廁之所、墳墓尸柩之旁、倘受胎非卯。不但百倍損於父母。及生子、或有聾啞頑愚懶狂瘤疲多疾。或不仁不義不孝不壽。或夭老。並損傷殘缺不全等事。

戒多妾

凡物之生。必靈氣氤氳而成。多妾則多慾。多慾則靈氣洩盡矣。安有生生之理乎。故方書云男寡慾則實。女寡慾則虛。以實投虛。而胎受矣。妊後有慾。子多不壽。更宜知之。

戒妄用方藥

求子心急。未免妄用方藥。不知世傳藥品。率多乱用熱劑。以助相火。夫助相火。特滋慾耳。耗氣損精。子未必得。而病先受之矣。若用藥。只宜男則調氣。女則調經。氣血和調。凡有生子之理。縱或不應。亦數定矣。豈藥能爲力哉。不思種德積善。徒用峻藥以自殞命。惑亦甚矣。

保産良方論

柯集菴曰。醫家立方。先調經則能受孕。既受孕則爲胎前。十月滿足。則爲臨産。既産則爲産後。次第皆有方。此女科之大槪也。四者之中。惟臨産、則謂之産難。人命在呼吸之間。天地生人自有其道。不可思議。易産擧世皆然。一有艱難。驚惶莫措。或母或子、或子母俱亡。乃仁人之所深痛也。其間所遇。雖天數使然。亦由人事乖違。所以至此。湯氏保産一編。蓋因醫書所言。惟習醫者知之。不能家諭户曉。故詳爲衍明。庶幾通俗。其所載之方。亦云經驗。余更目試其立效者。不厭詳複而備列焉。

保妊當知

戒安逸

養胎全憑氣血。氣血周流。胎胞活動。如久坐久卧。氣不運行。血不流潤。胎亦沉滯而不活動。若富貴之家。亦宜小勞活動為妙。嘗見田野勞苦之婦。忽然途中腹痛。立便生産可知矣。

節飲食

胎之肥瘦。氣通於母。如恣食厚味。遂致胎肥大。胞厚难生。嘗見糟糠之婦。容易生産可知。而膏粱之婦。懼难産之苦。而口腹寧可不戒哉。食兔子缺唇。食螃蟹橫生。食牛馬犬無鱗魚难産。食胡椒花椒姜蒜辛辣煎炒油膩之物。耗氣亦难産。宜食清湯白煮肚肺。雞鴨、鯽魚、淡菜、熟藕、山藥、腐皮滑潤胎有補、麻油觧毒。二味最宜多用。懐胎六七個月後。不妨日日食之。

戒寡慾

古者婦人有孕。即居側室。不共夫寢。若孕後有慾。三個月以前犯之。常致胎動半産。三個月以後犯之。一則胎衣厚。子難出胞。二則子身被白而不壽。三則出痘多險症。且多生瘡毒。苟知宗嗣為重。而不戒慾者。狂夫也。

牛馬犬豕一受胎。則牝牡絶不與交。故胎胎順。個個存耳。人則不然。故子多难産。産多不寿。是人而物不如也。戒之。

慎起居

受胎已覺。当謹束其身。勿令胎放。大有益。即如試月。仍不宜解。必至臨產方鮮。則腹中乍寬。轉容易好產。

受胎後。不可看神象。入古廟求子。看見恠異神象。便生恠異之胎。

不可看宰殺凶悪之事。並營造興工動土等事。

不可動氣暴怒。傷氣不惟動胎。且怒氣入胎。子生亦多疾。

不可憂疑。一有憂疑。必致惧怯。氣怯故亦難產。

不可登高望遠。亦不可上梯。恐跌有損。

不可伸手高處取物。恐傷胎子。鳴腹中。犯此治法。令產婦鞠躬片時自

安。古人有以盞米洒地。令產婦拾之。亦此意也。

戒勞力

有妊後。柔弱之婦。不可負重。恐傷胎。

亦不可勤於女工。以至氣虚身弱。臨盆难産。

弄胎試月

受胎六七個月。或八九個月。胎忽亂動。三兩日間。或痛或止。或有水下。但腰不甚痛。胎未離經。名曰弄産。臨産一月前。忽然腹痛。却又不産。此是胎轉。名曰試月。胎水有無。俱不妨。但宜直身坐卧行立。照常穩食安眠。一二日自然安静。或痛不止。用安胎藥一二服自止。此後遲数天。或月餘。甚至三四個月。纔産者。亦狠有之。切不可驚憂逼廹。最悮大事。二者俱非正産。必因曲身觸犯而致。嘗見人多不知此。即輕易臨盆。便終日坐立。不令睡倒。或抱腰擦肚。或用手拖。或用藥打。生生將兒取出。

母則九死一生。兒則十胎九夭。慘不可言。世間难產。皆因此故也。盖胎若養不足。即氣血不全。如剖卵出雛。裂繭出蛹。寧可活乎。只說小兒难養。誰根究到此。

犯此用伏龍肝一二分細研。滚白水調服。其痛立止。（肝乃灶底正中地下黑土是也）

慎用穏婆針灸并打胎藥

此輩不明脉理。不曉方書。不知經絡。藥品不知審何物。針灸不察何事。盡皆以謬傳謬。胡行胡作。悮人性命。此輩原係下人。為我所用。不可令他用我。今世俗尚不知其害。以為病固难醫。雖妙手如某穏婆而尚不能痊也。抑可笑也。

嘗見多子貧家。有用下胎藥而亡命者。又有產後用冷藥絕胎者。遂致

紅崩白崩或復結孕而成勞症悞人甚多不勝惻惜不知天地生生不息之理非藥可能止之而世俗何其愚也

保妊補要

防半產

正產如瓜熟蒂落半產如生摘其瓜傷人尤甚但人不知多多致悞事大抵半產者除跌撲損傷外其無故忽而自墮者多多在三個月、五個月、七個月之間若前次此月墮過後亦亦然何也、盖三個月、乃手厥陰心包絡所養心主生血若悲哀思慮驚動而神氣內虛則墮五個月、乃足太陰脾經所養脾主裏血若飲食失宜起居不慎脾土受傷不能化血養胎則墮七個月、乃手太陰肺經所養肺主一身之氣若大勞大哭或沐浴着冷氣不内固則墮。此月經虛墮過。後至此月。其經益虛。故復墮。宜先期半月。按經調補用藥十餘劑。防過此月。則自固矣。

三個月前用芎歸補中湯

川芎　當歸酒洗　白术土炒　杜仲盐水炒　白芍酒炒　人参無力之家以麥冬代

黄芪蜜製　阿膠蛤粉炒　木香少用　干姜炒黑少用　五味九粒　炙草

右酌量為劑。水煎服。

或茯神湯

人参　茯神　丹参　當歸　阿膠　龍骨

右酌量為劑。加大棗二枚。照前方製。代水煎服。

五個月前用安中湯

當歸　川芎　白芍　生地　五味　天冬　陳皮
麥冬　炙草　白术　黄芩　人參貧者無人參倍白术
石斛量為劑。加煨姜大棗。照前製水煎服。
或五味異功散
人參不可代白术土炒　茯苓　陳皮　炙草　煨姜大棗照前服
如嘔吐加半夏炒黄　砂仁炒研　山藥炒　白扁豆炒　同煎服
七個月前用補中益氣湯
人參無此用節參　黄芪蜜製　白术土炒　當歸酒洗　柴胡酒炒一角　升麻酒炒一角　陳皮
炙草加煨姜大棗。外氣虚多加人參，血虚多加當歸。照前水煎服
小産後一病須知

治小産数日後。忽然渾身大熱。面紅眼赤。口大渴欲飲涼水。晝夜不息。此血虚之症。宜用當歸補血湯以補其血。黄芪蜜製一兩 當歸三錢 水煎服 若認作傷寒。而用石膏芩連等寒涼之藥。則必死矣。大産後亦依此。

仙傳奪命丹方

治婦人小産下血。及子死腹中。其人憎寒。手指爪甲唇口俱青。面色黄黑。胎上搶心。悶絶欲死。冷汗自出。或食惡物。或誤服藥。傷動胎氣。下血不止。胎尚未損。服之可安。胎若已死。服之即下。亦可以行敗血。并腹中痛疼。此方的係異人傳授。神妙难述。

丹皮酒洗 桃仁去皮尖 桂心 白茯苓去皮 赤芍用杭州所出 揀皮色紫者酒拌炒

右五味等分為末。蜜丸如彈子大。每服一丸。細嚼。淡醋湯送下。

此方藥品易脩仁人君子可以修合濟人

千金保胎方得之異傳

熟地　當歸　白芍酒炒　川芎　白朮土炒　砂仁炒　條芩

香附製　阿膠蛤粉炒成珠麵炒亦可

右藥九味各五分水二中加糯米一撮煎八分食遠温服有孕兩個半月服此藥十劑四個半月服九劑六個半月服八劑永無小産之患或平時不慎傷動胎氣及肚痛見紅急服此藥一二劑即時保住不懷孕者常服即能受孕

安胎方

黄芪蜜炙　杜仲姜汁炒　茯苓各一錢　黄芩一錢半　白朮生用五分　阿膠照前炒一錢　炙草三分

續斷八分　如胸中脹滿加紫蘇陳皮各八分　下紅加艾葉地榆各一錢

阿膠加倍　引用糯米百粒酒二中水二中煎服　腹痛用急火煎服

安胎飲方

治胎氣不安。或腹微痛。或腰痛。或飲食不美。俱宜服之。或至五六個月。當服數劑最妙。

人參五分　白朮土炒一錢　陳皮五分　甘草三分　當歸一錢　川芎八分　白芍炒七分

砂仁炒研六分　香附製六分　條芩炒一錢　紫蘇一錢　水煎服

佛手散方臨產要藥百病皆用此方為君

當歸五錢　全川芎三錢　水七分。酒三分。煎服。

治六七個月後。因事跌磕傷胎。或子死腹中。疼痛不已。口噤昏悶。或心腹飽滿血上衝心者○服之生胎即安、死胎即下○又治產後腹疼發熱頭疼○逐敗血○生新血○能除諸疾○如横生倒生及子死腹中者○加黑料豆一合○炒焦熟○乘熱淬入水中○加童便一半○同藥煎服○少刻再服○催生服此最穩當○又效捷○

達生散方

当歸酒洗　白芍酒洗　白朮土炒各一錢　人參　陳皮　蘇梗各五分　炙草三分

大腹皮洗淨一錢　或加砂仁炒研五分　只殼麩炒八分　葱五根○水煎服○

治妊至八九個月分○服數劑甚好○易產○腹亦不大痛○扶正氣○散滞氣○虛者服此尤佳○有人參者用之○如無參者○不用亦可○

如胎肥氣喘○加黃楊腦七個○即黃楊樹枝稍葉也○此物能瘦胎不長○夏

加黄芩。春加川芎。冬加砂仁。氣虚倍加人参。白术。氣實倍加陳皮、香附。血虚倍加当帰、熟地。性急多怒加柴胡。血熱加條芩。食少倍加砂仁、神曲。渴加麦冬。惡心不食、多多易餓。倍加黄楊腦。有痰加半夏。姜製、香油炒黄用。腹痛加木香。

臨月禁忌

臨月不可洗頭、浴身、濯足、此皆所当忌。関係不小也。

達生編

胎産一書。固世所当知。而富貴之家。尤宜熟講。盖閨人平時嬌養。口厭肥甘。身安逸樂。体氣脆薄。且性情驕傲。不聽人言。到産時總一知覺。即不能忍耐。便點燈、生火。上呼、下應。房中擠簇多人。内外嚷成一片。穩婆絡繹、口要爭功、或脉未離胎、未轉下。即便坐草。及用力太早。以至不順。奇方珍藥。紛紛乱投、遂致母子兩悞者、多多矣、豈不惜哉。若能留意此書。自可平安清吉。

此編係燕人張懷德助梓
西泠何鐘台叅訂

一臨産当知 須看弄産試月

識天時

如天時寒冷。切不可預去中衣。早先試水。恐致受寒。則氣血凝滞难産。前人謂之凍産。是以衣宜厚。閉戶塞窓。勿令透風。房内置火一二盆。炭必先在外燒紅。勿用生炭。恐有生炭氣熏人。但令室煖氣和。産生自易。如天時炎熱。不可四闢風窓。恣取涼快。以致侵損胎氣。又不可令多人在傍。致使熱氣熏蒸。産婦恐有血沸、血暈及發熱、頭疼、面赤、昏不知人事等症。此為熱產。大抵產當暑月。必須開通幃幔。多放水盆。常換以消暑熱之氣。則產婦心神自然清泰。血氣和平。無復他患矣。又有如冬月晴。夏日陰。是在人隨時酌量也。

禁忌須防

臨產時。凡孝服穢濁惡氣之人。并雞犬外来生人。俱勿令入房。一則觸犯產婦心煩。一則不祥之氣當戒。

亦勿令多人知覺。入房者亦不可交頭接耳。咨嗟歎息。令產婦憂疑擾乱。以致悞事。

房中宜安靜如常。飲食頻頻少與。或雞鴨肚肺清湯更妙。

宜令老成安靜。二三人在旁伺候。如不得產。只令產婦安睡靜養為上。

策。穩婆用他抱兒産婦不可被他先支使切記

有無知穩婆。進門即動手拍産婦顋門。胎即受傷。再加揉腰擦肚。悞人不淺。戒之。

且甚之有以手動陰戶而謂之端子宮者更可恠也

更有無知穩婆。欲求速下。私以手指搯破水衣者。害事不小。宜隄防。

穩婆逼迫有二。有一不知時候逼迫者。有一急完此家。復往他家者。逼迫起産婦之憂疑。極悞大事。

緊要忍痛

初覺腹疼。先自家拿穩主意。要曉得此是人生必然之理。極容易之事。

不必驚惶。但覺腹內轉動。即當正身仰臥。待兒轉身向下。時時作痛疼一陣不了。又疼一連五七陣。漸疼漸緊。此是要生時候。方可與人說知。以便伺候。

若疼得慢或乍緊乍慢。則是試月。只管放心安眠穩食。不可乱動。此處極要着意留心。乃是第一關頭。不可忽畧。若認作正產。胡亂臨盆。則錯到底矣。

又有傷食者。當臍而痛。手按之更痛。或臍旁有一塊硬。

又有寒痛。多在臍下。綿綿而痛。不增不減。得熱物而稍緩是也。此二痛不可不知。

進飲食并用藥方

臨產以用飲食為本。能進飲食。則氣胆充壯。不致虛乏。易產。如不能飲食。

則精氣不壯。何以用加。可預備人參一二錢煎汁。待將産時服之。大助精加易産。但産已下。切不可服。爲害不小。切記。貧家用佛手散。或加益母草五錢煎汁。待將産時服。可代參。或用後方。

保生湯方

人參二錢　生地三錢　當歸二錢半　川芎一錢半　川牛膝

水煎臨産服之最妙。一則思患而思預防。一則和氣血而補真元。母子俱安。並無産後諸病。

濟生湯方

只殼一錢半　香附一錢半炒　甘草七分　川芎二錢　當歸三錢　蘇葉八分　腹皮一錢半汁洗　姜

水二中煎一中。待腰腹痛甚。通口服之。即産。九個月後先服一二剤更妙。胎衣不下者亦可服。

如聖散方

黄蜀葵花焙為末。滚水調服二小。若漏血胞胎乾澁难産。併進三服即産。如無花。用葵子四十九粒。研末温酒調服。或有用至半合者。若打撲胎死。用紅花煎酒調下。

宜直身順産

如時候火。聽其要坐則坐。要行則行。要睡則睡。但宜直身。至将産時。須扶起直身而行。若行不得。則倚物而直立。或正坐。不可将身左右擺扭。盖産婦畏痛。多爱曲腰眠卧。輾轉傾側。以致胎元轉動不得順。其子尋至産門。被母曲腰遮閉。再轉再閉。子必無力而不能動。决是难産。人見其不動。便謂胎死。其實子無力。非死也。此恁(時)有妙藥。不能令子有力而動。只要産婦心安氣和。仰睡片時。使腹中寬舒。小兒亦得少息。漸漸有力。自然復轉而生矣。

如覺胎已墜下。困伏不動。当服提氣藥一劑。内用升麻、人參、白朮等味。則胎仍復升上。轉而生矣。

戒用力太早

当産的以腰痛為候。只腹痛而不生。还是時候未至。不可輕易臨盆坐草。揉腰擦肚。切不可聽穏婆、説兒頭已在此。以致臨盆早了。悞盡大事。今人不知此理。見一日半日不産。即便驚惶。求神許願。無所不至。産婦見之。必生憂恐。一有憂恐之心。便無胎(胆)氣。即無精力。不能飲食。而虚之矣。惟宜忍痛候時為妙。蓋小兒端坐腹中。及至生時。垂頭轉自向下。腹中窄狹。他人有力难助。要听其自家慢慢轉身。到產門頭向下。腳向上。倒懸而出。若小兒未曾轉身。即急欲其離身。听穩婆與衆弦之。用力。時候未到。用力太早。必至橫生倒生。及子轉身至手。被母用力一逼。即手先出。轉身至足。被母用力一逼。及足先出。可知手足原無先出之理。皆因錯于用力。母子性命關係。可不慎哉。且脈訣云。夜半覺痛應分娩。來朝日午定知生。由此言之。何必忙耶。

今人認未生為难生。恐难生而強催生。比比皆然。須得良善穩婆。或親戚中有胎產慣熟者更妙。臨時詳度。勿令產婦驚慌。必忍痛主張要緊。若小兒果然逼到產門。則產婦渾身骨節踈解。胸前陷下。腰腹重墜異常。

大小便一齊俱急。眼中金花爆濺。胞水與血俱下。試陷産婦手中指節。或本節跳動。當於此時臨盆。子已出胎。母方用力一陣。子順而下矣。何難之有。

有用力太早。致令水衣先破。被風所吹。因而産户腫脹。乾澁狹小。最令難産。只多挨幾個時辰。從容俟之無妨。

戒驚惶憂惧

胞水已下。子忽不動。以致停三五日者。亦不必驚憂。盖驚則神散。憂則氣結。暴則氣不順。血必妄行。多致昏悶。惟善調之。亦自無妨。

魚膠方

水衣先破不即産者。用魚膠燒過存性。擂碎冲酒。服二三不即産。

須戒喧閙倉皇。不喧閙、則産婦心静自安。不倉皇、則産婦心不慌有主張。易産不必爲穩婆所逼。

在旁之人亦勿多言。以致産婦驚疑。心神昏乱。難産。要知瓜熟蒂落。乃天地造化自然之理。若当其時。小兒自會鑽出。何必多言又急耶。請視哺雛、日足自能啄殼、而出。豈有催生之神藥、穩婆之妙手乎。從不聞婦女私産而有難産者。或謂有神護佑。非也。總因胎起於私怕人知覺。只得極力忍疼。疼得没奈何時。自脱然而出。其理甚明。有何疑處。何不忍疼待時。而生易。必欲慌忙。令人知覺。以致用力太早。而産難。故草木之甲以時。鳥鷇之出以日。豈復有導之者哉。自然而然。不待勉強。人爲至靈。何獨不然。而鼠兔丸大有損。何必用耶。

宜令穩婆抱生兒

婦生男女。夫命所招。蓋百世禋祀。以夫家為主。與婦人何干。倘連胎生女。亦人事之常。屢見有等不明公姑。盼孫心切。聞兒婦懷喜。即燒香許願。及産下女。穩婆無知。即声言之。公姑聞之嗟嘆。蠢夫聞之報怨。産婦見此。急怒。神昏血暈。每每致病傷生。反為不美。可笑可恨。凡有産生女者。宜令穩婆揔言是兒。使産婦心喜神足。自然無恙。必致再生。

催生法

生不可催也。惟調和其氣血。則産時無虞。如用催生藥。直待腰腹痛甚。胎下小腹。或潑水以來。方用服之。助力滑胎。效可立見。又逐瘀血藥。須預先煎好。去渣。以碗坐滚水中頓温。候胎胞俱下小腹。即攙入童便一中。服之即產。

胎水養兒，水下片時，兒須依時即下。若過時不下，則是胎元無力，轉頭較遲，以致水乾塞產路，滯泥兒身難產。急服勝金散，消逐瘀血，兒自容易生下矣。　。或用魚膠方亦可。

又有漿流一二日不產者，此名瀝漿生也，亦無大害。但諭產婦勿惧，穩婆亦不可輕動，必候流漿漸少，自然生下。萬一漿水已来多，胎乾难產，急用大劑四物湯約二三斤，大鍋注水在房内煎熬，使藥氣滿屋，令產婦口鼻吸受藥氣，以滋益之。此法極妙。但無力之家，只用藥各三五斤煎服可也。或用紹聖散可也

四物湯方　熟地一兩　當歸二兩　川芎三兩　白芍一兩

又方用香油蜂蜜各一碗，入鍋内，慢火熬一二沸，吹去浮沫，調滑石末。

一兩。不住手攪勻頓服。外以油蜜於產婦腹臍上下摩之立產。

勝金散方

用塩豉一兩。以潔淨青布包之。於炭火內燒紅取出。極研為末。隔帋攤地上。一時。出火毒。每服一分。鉄秤錘燒紅。淬酒送下。

催生飲方

当帰三錢　川芎二錢　只殼二錢　紫蘇一錢　甘草五分　大腹皮一錢洗淨姜汁拌晒乾
官桂八分　砂仁一錢炒　牛膝一錢酒洗　香附去毛忌鉄器二錢或一錢　益母草三錢摘嫩梗葉

右藥和酒煎听用。此方極效。胎前產後俱可服。但產後加紅花三分　桃仁一錢去皮尖　干姜八分炒　同煎臨服換童便一中更效。

催生如神散方

百草霜取斧底心者。白芷不見火各為末等分。每服三錢。以童便米醋調和如膏。加滚水送下。或用童便酒調服亦可。進二服亦可。薛立齋云、此藥大能固血可免血乾。治逆産横生。其功最大。

神妙乳砂催生丸方

用明浄乳香要真的不拘多少。以猪心血和丸如梧桐子大。硃砂為衣。陰乾。每服二服丸。細嚼冷酒送下。良久未生。又服二丸。如再不生用荷葉心蒂七個煎湯服二丸。必生。若猶不下。亦可再服。此藥極靈驗。勿忽。但治藥須端午、七夕、上已及天醫日。勿令雞犬婦人不潔之氣觸之。

交骨不鮮

臨產而產門不開。經日不產者。多是年幼受胎。陰氣不足。或年大方嫁。

脉絡長成。或元氣虛弱。胎前失調。此最可慮。急用加味芎歸散。

当歸一兩　川芎柒　龟板一个，重六七錢者，酥油炙黄，醋亦可　女髮不用曾生過男女者，以麥麵搓洗令淨，煨存性。四味為粗末。每料分為二次煎服。約人行五里許即效。此方神異。但宜預備可也。或保生湯。或補中益氣湯。無不立效。

救生手法　横生　倒生　蓮花生　礙生　偏生　帳後

手先出曰横生。足先出曰倒生。相傳曰手先出者曰覓鹽生。此亦有理。人未講明。蓋鹽主收斂。又蜇人痛。兒手心見鹽。且疼且縮。自然轉身順下。覓鹽之說。誠可味也。但手足先出之患。其始因穩婆不知特候。誤叫用加。其既也。穩婆無主張。任其出。而不知治法。反叫用力。以致命傷。今後但見手足略有出意。即依法治。如有一足先出。亦依此法。令産婦仰卧。

稍以塩塗兒手心足心。滑亦可。仍以香油抹其旁。輕輕送入。待兒身轉頭正。自然順生。不可久畱。久則手足青硬。而子必傷。亦不可妄用催生藥。且手足出非藥可治。又切不可听兇婦輕斷兒手足。子被刀傷。母必亂撹腹中。母命先去矣。如送入扶正遲滯不生。然後服濟生湯。以助精力。渴則以蜜半小中。香油半小中。加滾水化開飲之。可以潤燥滑胎。令其易產。飢則食以稀粥。令其中氣不乏。自然產下。

兒頭纔已轉出胞。被母畏疼一縮。兒不得下。乃轉向一邊。未至倒生。方轉至腰。被母一逼。與衆強之用之加。及至產門。乃兒臂也。名曰蓮花生。首胎难下來。不必驚慌。令穩婆看準。以手拉兒下來不妨。但不可太遲。恐兒受傷。琢庵氏甞有一子如此生法。却係拉出。至今無恙。亦有已畱生產過幾胎後。忽遇此等。竟自容易生下来。

門戶俱正。兒已露頂而不下。此必因兒轉身臍帶攀其肩也。名曰礙產。治法令產婦仰卧。輕〻推兒向上。以手中指按兒肩上。撥去臍帶。候兒順正。用力送下。子得出矣。

有生路未正。被母用力一逼。令兒偏柱左右腿畔。兒頭在產門不下。然非頭頂。乃額角也。名曰偏生。治法令產婦仰卧。輕〻推兒近上。以手扶其頭頂端正。然後用力送下。

有頭之後骨偏柱穀道。兒乃露頂。名曰根後。治法以綿絹裹手搽油。急於谷道外旁。輕〻推兒頭令正。或用膝頭抵住產婦尾閭骨之下亦可。然後用力送下。

六產之难。皆因產婦畏痛。胎腰側卧。與用力太早之故。六治法須令稳婆剪去指甲要緊。方可行事。非歷練分曉者。不可動手。切〻。

悫臍生音闷

兒糞門有一膜。悫住兒氣。不能出声。俗傳呼其父乳名。手拍兒股者。何也。盖拍之則膜破而声出也。如拍之猶不破。須用輕巧婦人。以銀簪輕〻挑破甚便。或不能挑。急用煖衣緊包。勿令散放。以熱水浸其胞衣。寒天則加火熱之。久則熱氣內鼓。其膜自破。声出而甦矣。此法知者極少。一法。用煖物緊包住。以氣向兒口中用力緊吸。氣回則声自出矣。或以葱白徐〻鞭之亦妙。

夢生俗名草迷

兒産下不能發声。人多棄而不救。良可憫也。凡遇此等。切不可断臍帶。須將胞衣連帶用火炙之。令熱入兒腹。兒身覺煖。却拏一猫。用青衣裹其頭足。令一女人將猫拏近兒耳边。將猫耳猛咬一口。猫忽大叫。兒自惺而声自出。此奇方屢驗。　或以菖蒲搗生汁入口即活。

生兒啼声不出。及声不轉者。乃舌下有膜。如石榴子。或口中上腭有泡。速以指爪摘断之。用葦刀子割之亦可。微有血出即活。若血出多者。燒断髮同猪脂塗之。

盤腸生

未産腸先盤出者。治法。將淨盆盛温水。冬則熱水。少入香油調和。以養潤其腸。待兒并胞衣俱下後。令産婦吸氣上升。穩婆用香油塗手徐徐送入無妨。此多是中氣虛因而努脫出也。與脫肛相類。若經過一番。則下次懷胎五六個月。便須預服補中升提之藥。庶几臨盆可免。亦有不服藥下次無此事者。往往有之。

若仍脫出者。急以香油抹之。以防風襲。却用草麻子四十九粒去殼搗爛貼在產婦頂心上。服補中益氣湯。倍加升麻。自然收上。勝於冷水噀面多矣。子腸既上。急將草麻子洗去。勿緩。 。或包半夏末搐鼻中腸自上。或以麻油潤紙撚点着吹滅。以烟薰鼻中。腸即上。或煎濃黃芪湯浸之。腸即上。此法最佳。

一法用鐵磨水頓溫。塗腸上。勿冷燥。再用有神氣好磁石煎湯服之。亦可。磁石不可服。只用湯妙。

尿胞出

産後有膀胱即尿胞墜出産户者。治同前法以香油塗抹徐〻送入。此皆用力太早。内臟揺動之故。産後当服安臓薬品。又有形似膀胱。實非膀胱。乃名氣葫蘆。治同前法俱用補中益氣湯。庶可奏功。若發燒腹痛頭疼惡心。恐有惡露不浄。不可輕用。候惡露浄方用之。若過七日。惡露又浄。照前方加焦白芍二錢五味子五分更妙。

胎衣不下

子出户時。令人在産婦背後。即以兩手摟抱其胸前。令産婦亦自以手緊抱腹肚。自然胎衣速下。如或来遲。切勿慌忙。先看産下是男是女。男則將産婦左臂擡開。穩婆用双手拖其肘手往上舉落過頂七次。即用右手在其左軟脇下胯骨上。前後揺住。即下。是女在右边依法行即下。

或以草紙烟燻鼻。即下。或就以産婦髮入其口。撓作嘔。自下。

一法用黒料豆二三合。洗淨炒香熟。入醋一大碗。煎五六沸。去豆取汁。分作二次服。雖係醋煎。却無酸悪之味。此仙方也。極妙不傷人。亦須預脩可也。此方亦能下胎死腹中者。又治兒枕痛神散。宜尊重之。

一法用黒牛糞略焙帯潤。以布裹之。朿於腹上即下

一法用草麻子四十九粒。擣乱塗右脚心。衣下即洗去。遅則有害。

又手法為兒之臍帯繫於胞外。如荷葉之蒂。開口向下。則兒出臍帯一牵。則口反向上。血滿胞内。脹塞心胸。死矣。可令知事穩婆。以手二指。趣帯而上。直至胞口。向下一鈎。則血傾胞下。其法甚捷。

或服牛膝湯或滌生湯亦可。若腹作痛。手按痛稍緩此氣虛而不能送也。用佛手散。或益母丸亦妙

倘再遲。則急照法斷臍帶洗兒。仍用軟綿物繫隊臍帶。繫時尤宜輕巧牢固。然後截斷。須防此帶極脆。切記。看後有斷臍法并洗兒法。宜遵行

若不截斷臍帶。恐血反潮入胞中。脹而不下。攻心則傷母。如穩婆有知事者。能以手取之甚便。

牛膝湯方

牛膝三錢　当歸三錢　木通三錢　滑石四錢　黃葵子錢半　瞿麦三錢　水煎服

治胞衣不下臍腹急痛服此爛下

益母丸方

益母草不拘多少。研末蜜丸如元眼核大。每服一丸。或二丸。黄酒化下。和童便更妙。治産後惡露諸症。

胎衣下後。恐産婦受傷。且胞衣壅塞。多畱瘀血。凝滯在内。須以佛手散加益母草酒煎。合童便。未喫米湯之先。服之。保産後諸症。

死胎惟胎危急

若胎已死。当服藥下之。倘不得藥。亦不須慌忙逼迫。自能遲遲生下。而不傷母。蓋人腹中極熱。飲食入内俱化。其胎雖死無妨。但令産婦安心飲食調理。腹内熱氣薰蒸。胎自柔軟腐化。遲一二日。或三五日。自然出來。但所出穢氣。令人难聞。産婦亦自無患。可知死胎且不必用力。况活胎乎。屢見無知穩婆。輕易動力。致傷兩命。故此諄諄。

不用刀而或命斃者。天命也。用刀而或得生者。僥倖也。恠胎戒穩婆決不可令產婦知之。生不時即刻遮掩。亦不可令產婦見之。自然產婦心安無恙矣。

產婦危急時。當視其面舌。面青母傷。舌青子傷。唇口俱青。吐沫者。子母俱傷。若面舌俱赤。自然子母無恙。須善調護。

下死胎法

亦有胎已死。而產婦舌色不青者。但腹中必陰冷。面重墜。口中必甚穢而嘔吐。然亦有不嘔。而但喘不可卧者。面冷而絕無溫和氣者。其脉多勁如琴絃。又或如循刀刃。則胎實死也。宜下之。以救其母。方用平胃散末五錢。酒水同煎。煎至半乾。入朴硝三錢。再煎一二沸。去渣溫服。其胎即化為穢水而下。若無藥末。只用朴硝調童便服之。亦可。

或服加味芎帰閙骨散亦可　或用豆汁方亦可

一法將牛糞炒。令大熱入醋半中。以青布包裹在臍腹上下熨之。更妙。

平胃散方

蒼术米泔浸炒　厚朴姜汁拌炒　陳皮各三分　炙草錢二分　共為粗末

黑神散方

官桂去皮　当帰　白芍　甘草　炮姜　生地各一錢　黑豆炒焦去皮三兩

共為末。每服一錢。温酒送下。　治熱病胎死腹中自出。

朱丹溪云胎得煖則下故用姜桂冬月更宜

産後当知

調理母 小産後亦依此数條治

産後且令産婦閉目少坐。背後倚物。不可搖動。恐致眩暈。坐定少頃。方扶上床。宜高枕仰卧立膝。未可伸足夾腿。瘀血不得出也。用布綿包裹如小枕様。夾於兩腿之中為妙。

上床之後。不問其病痛有無。宜以滚水和童便無灰酒日飲数次。并打醋壇。可免血疾。此法最良。有益無損。。補藥切勿輕用。戒低眠側睡。

産婦雖有困倦。不可任其熟睡。須要一人在旁。不時輕拍驚醒。如不思睡。可與温軟白粥食之。勿令太飽。寧少而頻可也。

如子方生下。母即昏暈不惺者。此時即有藥亦不能入口。遲則不能救。急用柔軟旧衣。謹閉。以知事婦女曲膝抵住。勿令下面氣洩。又用一人一手挽住頭髮。一手捫住鼻嘴。勿令上面氣洩。俟稍轉方用湯水接氣。如再暈。速換溫煖衣。照前為之。

產後如血暈寒戰。俱不必慌。但令人扶擁正坐。衣欲其煖。以手於其前後心向下屡次推摩至腰臍。使其血往下行。不致攻心。外燒漆氣烟薰之自惺。或用生半夏末、布裹塞右鼻內。亦可。或燒紅炭、或燒鉄石、以醋洒上。使醋氣燻入鼻內。可免血迷之患。七日之內。而醋氣不斷為妙。三日後食雞清湯。不可食肉。十日後食壯肺清湯。月內不可食猪油。以其壅塞經絡。令氣血不通耳也。雞、子有去瘀生新之能。宜煮極熟多食、有益。糖心的切不可食。

產後十餘日內。切不可嫌血污遽起洗身。犯者多致血崩。為害不小。況

産時去血已多。筋脉空踈。寒氣易入。少有不謹。便成孪瘅。而為終身之患矣。慎之、、、　戒血衣不可日晒

忌大喜怒。喜則氣散。或生紅汗。怒則氣逆。或生癥瘕。兜枕。

乳汁乃血氣所成。産後勿多食塩、、能止血。必無乳汁。且發嗽難治。

夏月勿多就風。冬月勿多就火。

乳汁不通。以酥炙鹿茸為末。温酒調服一二分。即通。或服通脉湯

生黄芪一兩　當歸二錢　白芷二錢　七孔猪蹄一对　煮湯吹去浮油煎藥一大碗服之。覆面睡一覺。即有乳。或未效。再一服。無不通矣。

首胎無乳者。用水一半。黄酒一半。煎服。体壮加紅花三五分。以消悪露

或用川山甲二錢。燒灰存性為末。空心滚水調服即通。

乳結硬痛者。用皂角一個 燒灰存性 蛤粉等分 和熱酒一中飲之。亦要不時揉之。

。或用蝌殼炙酥。或醋炙。酥炙為末。滚酒調服三下。亦可。

血暈

產後血暈。其症有二。一因下血多。而忽然昏悶眩暈。汗出不省人事者。此氣血暴脱而神不固也。急用醋洒紅炭鉄石上。使醋氣冲入口鼻。即惺。仍用獨參湯加姜枣煎服。若身熱氣急者。加童便一中。身冷氣弱者。加附子。此古人血脱益氣之良法也。 或用愈風散亦妙。

一因下血少。而悪血上冲於心。心内脹急。神昏口噤。足逆冷。絶不知人事者。急扶起坐定。用韮菜一大握。切碎搗乱。入有嘴瓶内。以滚醋冲澆。封瓶大口。而以小嘴與患者鼻孔相对。令醋氣冲之。即惺。

或用鬱金燒灰存性爲末。熱醋一中。調灌二分立惺。眞鬱林州産者佳。

或以鹿角燒存性。放冷地出火氣。研末二三分。童便調灌之亦惺。

胸滿上喘

敗血冲心。胸滿上喘者。用眞血竭沒藥等分爲末。每服二分。以童便半碗。無灰酒半碗。煎一沸温服。若於産畢之際。一服上床良久又一服。其惡血自下。免生諸病。如無眞血竭。以火漆代之。

面黑發喘

此血入於肺也。用人參一二分。蘇木一兩。敲碎水煎服。既定用四君子湯加減服之。若口鼻黑起。用前藥加附子亦有得生者。

心腹絞痛兒枕痛同此治

此亦危症。用五灵脂。研細。入酒澄汰去砂土。晒乾。蒲黃炒焦。二味各等分。每服二錢。醋調稀。坐沸湯中。俟成膏。入滚白水半中化開。服此失笑散也。其效如神。

子宮不收

用力太過。子宮不收。陰门突出。用四物湯煎好。入龍骨煅末少許。連進二服。仍用香油燻洗。即效。或用前草麻子塗頂之法。亦妙。

一方用荊芥穗藿香臭椿根皮三味。煎湯燻洗子宮。即收

玉門不閉

如産後玉門不閉者。乃氣血虚也。用十全大補湯服之。或加味芎歸開骨散亦妙

生化湯方 産若要藥。百病皆用此方為君。隨症再加

當歸六分 川芎四分 乾姜五分炒黑 桃仁五分去皮尖不可多用 炙草五分 童便水煎服

治產後兒枕痛。及惡露不行。腹疼等症。

若惡血已行。腹痛已止。減去桃仁。再多服幾服不妨。

產後生方

當歸一錢 川芎八分 白朮一分 陳皮五分 炙草三分 益母草三錢炙 丹皮一分

紅花三分 腹痛加延胡索八分 痛甚加肉桂五分 山查肉五分 身熱加

茯苓一錢 炮姜一分 身熱汗出。去茯苓。加黃芪一錢炙 汗出神虛。加人參一分

水煎服

華陀愈風散方

荊芥穗除梗不用。焙乾研末。每服三分。童便調服。口噤則挑牙嚾之。斷

噤則不研末。只將荊芥穗。以童便煎放溫。嗺入鼻中。其效如神。

治產後中風口噤。手足抽掣。及角弓反張。或產後血暈。不省人事。四肢強直。或心頭倒築。吐瀉欲死者。亦可治。虛脫者。加人參五分、乾姜三分 肉桂三分、虛甚者倍人參。加熟附子一分、減姜桂一半、童便滚水調服、

產後紅線方

產後設有垂出紅線。約長三四尺。觸之痛引心腹欲絕者。係過於用力或用力太早之故。用老姜三斤 連皮搗乱。蔴油三斤 同姜拌勻炒乾。先以熟絹四五尺疊作長方式。將肉線輕、盛起。盤曲作三團。納入戶中。乃以絹袋盛姜。就近燻之。冷即更換。不住燻一日夜。肉線可縮入大半。

二日可以尽入。切不可令肉線斷。〻則难治矣。

養子當知

斷臍帶法

兒既下、近胞衣二三寸許。以線緊紮。免血潮入胞中。則胞衣易下。近兒腹二三寸許。亦以線紮緊。免湿氣入腹。不生他病。洗畢、然後斷臍帶。所留臍帶不可太長。〻則难乾而傷肌引風。亦不可太短。〻則逼内而傷臟。以致腹痛夜啼。止可留五六寸許。以艾加香油點火燒斷為妙。或燒紅鉄通條上纏烙焦斷。亦妙。

臍帶先用明火燒焦。或烙焦。然後斷下。庶風不入臍中。臍上用軟絹帛束之。不妨一日一易。听其自脱。至七日方脱者。乃元氣足也。勿令尿湿。

湿則引風。臍帶既落用白松香等 香油二分 胡椒末半分 火化攤膏
貼之。此預防臍風第一事也。
或用枯凡等 龍骨等 黄丹等 射香少許 為末敷之

臍風方

臍風因乳母不慎。或浴水入。或尿湿未換。湿氣所侵。或当風解視。七日
内遂有此疾。至兒臍腫多啼不能乳哺。即成臍風也。
臍腫当視其輕重。重者灸二三十次。輕者但汗出多啼用当帰末和胡
粉敷之。常用热絮熨之

洗兒法

兒初出胎。浴湯内入塩少許。洗畢拭乾。以臙粉一等許。即鉛粉研細摩

其遍身及兩脇下。然後包裹。既不畏風。又散諸氣。浴水須先熬滚。候熱温用。臨洗時不可加生水。則小兒不生瘡疥。如浴水不得。即燒斷臍帶。且以綿絮包裹。大人懷中煖之。浴後仍当如此。雖暑月。綿絮。亦宜漸漸去之。盖小兒乍離母腹。未可冒寒氣也。

慎衣服

兒初生之衣。宜軟薄旧絹。忌用新布紬緞。先輩傳用高年有寿人旧衣改做。盖有深意存焉。

俗云、若要小兒安。令他常受三分飢與寒。此言亦有理。盖謂小兒稟純陽之氣也。然過飢過寒。又豈可乎。近見方書云、若要小兒安。要知他飢台寒。更為曲尽。

謹乳食

兒產出半日後。用熟軍三分。煎濃汁半酒中。或調硃砂末一分。甘草末半分。以茶匙調二三匙。與食之。兒若弱瘦。可少與之。只可二三次。兒若壯胖。遲一時再與二三匙。可與四五次。令臍屎出淨。然後開口乳食。不宜太早。小兒少病痛。出痘亦稀少。此方極妙。

若小兒胎內受寒。身体冰凉。兼吐白沫者。嚾以姜汁三五次。甚妙。

凡初與兒乳吃時。当捏去宿乳。夏不去宿乳。令兒嘔逆。冬不去宿乳。令兒咳嗽。　乳兒不可過飽。滿則嘔吐。

乳母欲睡。則奪其乳。亦恐過多。並塞兒口鼻。氣不能出。為害不小。

乳或來猛。当捏住奶頭嘴。令少緩。　。嚼食与乳間食。成疳疾枯瘦。

母淫後乳兒々成慢驚風。母有娠乳兒々黄瘦皮骨發热髮落。母浴後便乳兒，使兒成胃毒痢疾，必定息良久，執揉後捏去乳之汁方可。母醉乳兒々必患驚熱。母傷飽乳兒々必患喘急。母吐後乳兒々必患虚羸。母大怒後乳兒々必患癲狂。小兒傷氣有餘，陰氣不足，故多患驚風痰热之症。以上諸忌并厚味宜常謹戒也。况有平日不戒厚味，至出痘而發紫泡者危矣。吃熱物吃冷，吃嫩勿吃硬，吃少勿吃多。小兒不吃雞，一世不用醫。雞膊肉萬不可與乳兒吃々入腹内即變小白虫，長成以致兒臘瘦腹痛，甚漸痛至兩三日，忽止，過幾時又痛，越發越狠，其後痰痛难忍，竟至不堪言者。治用苦楝根、史君子等藥下之，竟有下五七升者，可不慎歟。

下虫肥兒丸方

神曲五錢炒 麥芽五錢炒 史君子七錢去皮淨 胡連三錢 檳榔三錢 廣木香三錢 草菓三錢

鶴虱三錢 苦練根三錢 雷丸三錢酒蒸

共為細末。煉蜜為丸如黍米大。每服二卅丸。量兒大小。引用陳倉米湯。後有虫下。須用參苓白术散。或啟脾丸。

參苓白术散

人參一兩 白术一兩土炒 茯苓一兩 山藥一兩炒 扁豆五錢炒 蓮肉五錢去心 桔梗五錢

砂仁五錢 薏苡仁五錢去殼炒 炙草一兩

共為細末。至五歲小兒每服一錢。引用米湯調服。日進二三次。量兒大小加減。數日服之。

此方分量決不可動。

啟脾丸方

人參乙兩　白术乙兩土炒　茯苓乙兩　陳皮五錢　澤瀉五錢　山查肉五錢

蓮肉乙兩去心炒　山藥乙兩炒　炙草三錢

右共為末。煉蜜為丸。如绿豆大。每服三四十丸。空心米湯送下。

疳症遇仙丹方

雄黄三錢　射香五分　胆星三錢　全蝎火炒去足　姜蚕炒各乙錢　巴豆五分紙打去油

硃砂飛三錢為衣　共秤準净末神曲糊為丸。如菜子大。每服一丸。滚水送下。

治一切肚大。黄瘦、腹痛、虫積、等症。神效之極。杭州智荣和尚得此方。济人千萬矣。

青黛散方

孩兒雜病變成疳。不問強羸女與男。煩热毛焦鼻口燥。皮膚枯槁。四肢癱瘓。中時時更下痢。便用此方青黛散。孩兒百病服之安。

単用青黛水研服是也仙方

荸薺方

治小兒肚大觔青。骨瘦加柴。毛髮焦黄。用净荸薺二升。以磁盆盛之。用海蜇頭盖之。放入甑中。蒸三柱香。取出連汁晒乾。每日與小兒三五个吃。不可多吃。不過五日。其病即愈。

調理子

兒生次日、三日、即看口中上腭。如有白泡子。即以銀耳挖輕輕刮破。其血以紙拭之。勿令落入喉中。仍以京墨搽之。或取桑樹汁塗之。永無驚風撮口之患。此泡一老。便难刮矣。其有馬牙重舌木舌。須以針挑之。拭淨後搽以墨可也。毎見富貴之家。一心愛兒。不忍動手。不知一延日久。或不能乳。或驚症。藥不能瘳。悔無及矣。馬牙在牙根處。

小兒夜啼。用燈花三顆。搽乳上與兒食之自止。

或雞糞塗兒臍中極佳。男雌女雄。　。或牛甲為末。油調敷臍上即安。

或井边草及雞窠中草。安母卧蓆下。勿令母知極妙。

斷臍須閉户下帳。謹防風入臍中。

兒未出月。如多啼。或驚。或热。惟用燈心木通洗淨蟬脱煎湯服極妙。

或用真牛黄。飛神砂。研細末。各五厘。塗兒舌上立止。

洗三当慎

兒生三日洗三。俗謂不洗則長大皮粗起秕。若夏月天熱洗可、不洗亦可。至天氣寒涼。切不可洗。恐洗時風入臍中。臍風由此而起。即初生下時。亦須戒浴保全元氣。予長子依此不洗三。至今不見皮粗起秕。是在有識者自裁矣。

。或有洗九之説。此酌乎理俗之中也。

治風方

兒生七日内起風。用麵搓條。圈在臍上。圈内置炒温塩指許。塩内埋射香少許。搓艾如麦子大炙塩上。以肚響放屁為止。

如面赤喘急。啼声不出。名曰、撮口臍風。齒齦上有小泡如粟米狀。急以温水蘸青布裹指。輕、擦破。即開口。不須服藥。

或用白殭蚕。直者四枚。炒去絲嘴為末。蜜調、敷唇内即愈。

或用生犀角及真羚羊角磨和蜜汁。嗺之有效。

急則用生大黄二錢甘草二錢水煎服亦可。

口噤方　。用葱白一寸。破四片。乳汁蒸嗺之。

稀豆方

用臍帶乾落。安淨瓦上。四圍以炭火炙之。只令烟盡。勿使成灰。取起以碗覆地上。良久出火毒。研極細。每一分加辰砂半分共研。次日以乳汁調敷乳上。令兒食乳。隨一日内作二三次服盡。永不生瘡疹。即生亦少。

禁忌須知

母呼勿對兒顖門　母睡忌鼻中氣犯兒顖門　兒弱勿令濕臍

簷下勿令更衣　兒衣不可夜露　新買六畜不可犯兒恐喝因成驚

有病勿任穏婆

小兒臟腑脆嫩。雖合理藥餌。尚戒多用。若穏婆純用巴豆丸。寧有不傷兒者乎。古設巴豆丸為備急用。在明理者权度之可也。付不明理之穏婆。泛常用之。醫與病家俱迷而不知也。揉搯之法。原出自仙傳。名曰推拏。為小兒禁針法設也。今翫推拏全書。各分經絡。五臟血竅。手分男左女右。分毫不苟。如穏婆輩。乱揉乱搯。復以針刺之。是成何說也。

巴豆丸有效。為其傷乳泄宿食也。揉捏法有驗。為其傷風搯則兒啼汗出。風邪借此去也。須兒体壯氣實。偶然應手。遂执為左券。倘若兒体弱氣虛。害人不小。而世俗卒莫覺也。

滿月後

禁忌

產後滿月之期。一月為小滿月。兩個月謂之大滿月。此兩月內、禁淫慾。少勞碌。不可暴怒。即終身無病。且多生子。謹守百天。更妙無極。

出痘當知

穢氣宜避

房中淫液氣　腋下狐臭氣　遠行勞汗氣　溝糞濁惡氣

婦女經水氣　諸瘡腥臭氣　砒硫火炮氣　誤燒頭髮氣

吹滅燈烟氣　柴烟魚骨氣　葱蒜韮菜氣　煎炒油烟氣

醉酒葷腥氣　射香燥穢氣

禁忌宜防

謹避風寒　勿对梳頭　勿对掃地　勿对搔痒

勿尿湿皮肉　衣服不潔　詈罵呼怒　勿許生人來往

驚惶妄作　悲泣號哭　利对飲食狂歌　僧道師巫入房

飲食宜戒

饅頭　香蕈　雞頭　雞尾　猪肝　猪血　猪皮　鵞鴨　魚蝦

醃臘　糟鮓　煎炒　生冷　瓜菓　麵食　硬物　牛羊　兔鹿

獐麂　燕雀　食肉不可太早。必俟热退少可。

以上諸忌。謹之則重或轉輕。不謹則輕即变重。是在有識者詳之。

所戒須知

嘗見食饅頭而浮腫毒不歸部伍者有之。況麵食硬物傷脾。可不戒乎。

俗不知香蕈湯助毒為害。有用公雞湯者為害更不小也。

更有一見發熱便與香蕈共香菜食。如食毒藥世人多有不知此害。

花未出宜清熱解毒為主。不可發表太早。但花出有期。若急於發表元氣散洩。毒氣反勝。及期應出。而元氣虛不能托出矣。慎之、、

色過紅亦要防傷。俗以為美。卒至變紫不救。

頂陷須用托藥。俗謂之碗豆不治。卒至悞事。

落痂。色白、疤平、須防氣脫。俗以為倖。亦有变症而不壽者。

以上數條。特以惺俗。原言尚有辨悞。全書。再俟續刻。予未得。

異授保母金丹方

當歸酒洗二兩　丹皮酒洗晒二兩　生地酒洗煮四兩　鱉甲醋炙四兩　青蒿二兩若多内熱者更宜不用亦可

蘄艾酒煮二兩　沉香六錢　川芎酒煮二兩　人參二兩　白薇洗淨人乳拌二兩

桂心一兩二錢　沒藥去油一兩二錢　白朮米泔泡過土炒二兩　益母嫩稍童便煮二兩　香附童便人乳鹽水醋米泔水浸五次四兩

延胡索酒拌蒸透晒干二兩　粉草酒炒一兩二錢　川藁本洗淨二兩　白苓乳泡二兩　赤石脂火煅擂末水飛二兩

以上諸藥共合一處為末。惟人參、蘄艾、青蒿、益母、赤石、五味另研。再以肥大首胎紫河車一具。盛竹籃内。放于長流水浸半日。以銀簪挑去血絲洗淨。若挑河車之簪帶黑色。即河車内有毒。切不可用。如試無有毒者。再以黄柏四兩。入于鉛毬内。置河于栢上。以白酒浸至鉛毬七八分。上用鉛盖。以錫灌住外。以砂鍋盛水。將毬懸于鍋中。露頂寸許。煮至毬底。再添水煮之。煮一週時為度。取出河東黄栢并汁。入於臼内搗如泥。再合羣藥末和匀晒乾磨麵。煉蜜為丸。每重二不五分。用飛過硃砂為衣。外加臘丸收貯。

耑治婦女諸虚百損。胎前産後。調經種子。血暈應效如神。

凡胎動欲墮及常小産者。白滚湯化服一丸。一睡半日其胎自安。每月常服二三丸。保全足月分娩無憂。

凡臨産米湯化服一丸。助精神、壯氣力。分娩自然順利。

凡産後血暈者。用当帰川芎湯化服一丸即惺。

凡胎衣不下。乾姜炒黒煎湯化服一丸即下。

凡産下童便酒水隨即化服一丸。神清体健。無崩暈之患。每月服一丸。服過五日。氣血堅固。再無他病。

凡產後瘀血冲心。用当帰川芎湯、化服一丸即惺。

凡產後驚風口眼歪斜。用防風湯、化服一丸即解。

凡產後兒枕痛者、山査黑砂糖湯、化服一丸即止。

凡產後血崩、童便酒水化服一丸即止。

凡產後虛怯者。用当帰川芎湯、化服一丸。服至十日全愈。

凡久無子嗣者。行經後用当帰川芎湯、化服一丸。服過三個月後。必然有妊。

凡產後諸症。俱用童便好酒化服。能保命護身回生起死。其功不可盡述。家有孕婦。宜早備之。此第一奇方也。

回生丹方

錦紋大黄乙斤為末　棟木三两打碎河水五碗煎汁三碗听用　大黒豆三升浸取殼用絹袋盛殼同豆煎熟去豆不用将豆晒乾并汁留用

紅花三两炒黄色入好酒四碗煎三五滚去渣存汁　米醋九斤陳者佳

将大黄末一斤。入净鍋下醋三斤。用文火熬之。以長木筋不住手攪之。成膏。再加醋三斤熬之。又加醋三斤。次第加畢。然後下黒豆汁三碗再熬。次下棟木汁。次下紅花汁。熬成大黄膏。取入丸盆盛之。大黄鍋巴。亦鏟下入後藥同磨。

人參二两　当帰酒洗一两　川芎酒洗一两　香附醋炒一两　蒼术米泔浸炒一两　玄胡索醋炒一两

蒲黄隔纸炒一两　茯苓一两　桃仁一两去皮尖　炙草五不　地榆酒洗五不　橘紅廣五不

白芍酒炒五不　木瓜三不　青皮炒三不去穰　白术米泔浸炒三不　烏藥二两五不去皮　川牛膝酒洗五不

良姜四分　川羌活五分　木香四分　益母草二两　乳香二分　五灵脂五分醋煮化焙乾研細
没藥二分　馬鞭草五分　熟地一两如法九製酒煎　秋葵子三分　三稜五分酒浸透半重裏煨　山查肉五分酒洗蒸拌搗爛

右三十味，并前黑豆殼共晒乾為末，入石臼內，下大黄膏拌匀，再下煉蜜一斤，共搗千杵，取起為丸，每重三分七八分，静室陰乾，須二十餘日，不可日晒，不可火烘，乾後只有二分多重，鎔蠟護之於外，用時去蠟殼，調服，功效如神。但製藥須斋戒虔心發願，擇日静室，如法製合，用引又各有所宜，開列於左。

一臨産用參湯服一丸，則分娩全不費力，如無參，用淡炒鹽湯。論曰：凡胎已成，子食母血，足月血成塊，謂之兒枕，將産兒枕先破，血裹其子，故難産，服此丹，逐去敗血，須臾自生。

如横生逆生同治。亦有因氣血虚損難産者。宜多用人參

一因産母染热病。子死腹中。用車前子一分煎湯。調服一丸。或

二丸三丸。無不下者。若因血下太早。子死。用人參車前子各一

分煎湯服。如無參。用陳酒少許。煎車前湯服。

一胎衣不下。用炒塩少許泡湯。調服一丸。或二三丸即下。

一産畢血暈。用薄荷湯調服一丸即醒。

以上四條。乃臨産緊要関頭。一時即有名醫。亦难措手不

及。起死回生。無過此丹。必預早備可也。

一産後三日血氣未定。逐走五臟。奔充于肝。血暈起止不得。眼見

黑花。以滚水調服一丸即愈。

一產後虛羸。血入於心肺。热入於脾胃。寒热似瘧者非瘧也。以滚水調服一丸即愈。

一產後七日血氣未定。因食物與血結聚腹中。口乾心闷煩渴。以滚水調服一丸即愈。

一產後敗血走至五臟。轉滿四肢。停留化為浮腫。乾渴。而四肢竟寒。乃血腫。非水腫也。以滚水化服一丸即愈。

一產後敗血热極。心中煩燥。言語癫狂。非風邪也。滚水化服。

一產後敗血流入心孔。閉塞失音。以甘菊花三分。桔梗二分。煎湯化服。

一產後未滿月。悞食酸寒堅硬之物。與血相慱。流入大腸。不得尅化。泄痢膿血。用山查煎湯化服。
一生産時、百節開張。血入經絡。停畱日久。虚脹酸疼。非温症也。用蘇梗三分。煎湯化服。
一産後、月中飲食不得應時。兼致怒氣。餘血流入小腸。閉却水道。小便澁結。溺血如雞肝。用木通四分煎湯化服。
一或流入大腸。閉却肛门。大便澁难。有瘀而成塊如雞肝者。用廣皮三分煎湯調服。
一産後、惡露未淨。飲食寒熱不得調和。以致崩漏。形如肝色。潮熱煩悶。背膊拘急。用白朮三分、廣皮二分煎湯兼用調服。
一産後、血停於脾胃。脹滿嘔吐。非翻胃也。用陳皮煎湯服。

古也此丹最有奇功至一切異症醫所不識人所未經但服此丹無不立安○一丸不應○二丸二丸必效無疑○月前常服此服丹○壯氣養胎○滋陰順産○調和臟腑○平理陰陽○更而神妙○

室女經閉○月水不調○寒疾並效○

薛氏萬金方一卷

〔宋〕薛辛撰

清抄本

薛氏萬金方一卷

本書爲中醫女科專著。薛辛，字將仕，號古愚，南宋昆山人，精於醫術，尤擅女科。本書卷端題『大宋薛古愚真傳』。首載《受胎論》《轉女爲男法》《産後調理法》，後列《諸經問答》《胎前三十三問》《産後三十六問答》《産後總論》等。《諸經問答》係摘録自《女科萬金方·調經十五論》中的第三至十三論，《胎前三十三問》《産後三十六問答》等篇條文分别抄録《産寶百問》（陳猶興重訂本）相應條文。《産後總論》『産後乳癰』條之下，抄輯者按語云：『薛公此書備矣美矣，獨惜乳癰一方爲未盡善。脉理既似橘囊，刀刲豈不誤事。此症治難固難，余外祖河陽張公每爲此縈懷，出己見，創一异方。』據此可知，本書係張氏傳抄鄭氏女科醫著，補入自身臨證經驗而成。

薛氏萬金方

薛氏萬金方序

大宋薛古愚真傳

婦人之病有可治有不可者因其心性善惡之殊也間有德性溫良舉止端重克盡婦道者必無危病雖有之亦可治若夫逆姤險惡自私自利者犯有七出百無一能者雖扁鵲亦難治矣故傳此萬金方以為子孫之用其胎前產後自有方載於左

受胎論

東垣曰經水斷三二日血海始盡精勝其血感者成男四五日後血脉已充行精不勝血感者成女所藏之處名曰子宮宮有兩歧一達於左

一

精勝則陽爲主受氣於左而成男形血勝則陰爲主受氣於右而成女形

轉女爲男法

懷妊三月男女未定形像可變故令於未滿三月之前取弓弦繫於腰裡婦人或衣中至百或取雄鷄毛三根潛安婦人卧席下勿令知之或取其夫之手足甲潛安卧席下如懷三月要生男以雄黄半兩衣中帶之要生女雌黄帶之要知婦人生男診其左手沉實爲男右手爲大自女左右俱大産二子也大者如實狀凡人左手尺

中沉細者女若來而斷絶者月水不利

產後調理法

初產之後不問腰腹痛不痛有病無病以童便和酒飲半杯不可便卧須閉目坐少頃方可扶上床要仰卧不可側卧々須竪股厚鋪蓐密遮四壁賊風滚煎甘草湯飲之以盡惡露乃止要不時起坐不可久卧又近地氣凡初產下不問是男是女先將醋摩墨三分服之使破凝結之血然不可太酷之醋產後三日内令產婦常聞醋炭之氣或燒以舊漆物烟或如此可免血逆血暈之患夏月宜房門外燒磚以醋澆之

二

須臾吃下白粥一盞漸漸而食不宜大飽日漸增加粥不宜稀不宜溫冷不調恐留滯成疾

一後産婦不宜飲酒盖臟腑方虚如酒入腹必致昏悶七日後方可飲些亦不宜多如未彌月而婦好酒者用黑荳一升羗活一兩煎好時少許可避風雨邪養血氣下惡露行乳汁也若産婦乳汁不行可煮爛猪蹄或雌雞汁可用此味作羹飲之勿過多至三月之後可食麵物早吃恐成痰疾凡吃食過多恐成積滯如未滿月勿多語喜笑驚恐憂惶哭泣思慮大怒强起離床行動久坐或作針線用力太早恣食生冷

粘硬菓菜肥膩熱毒之物及冒風寒當時不覺於身中有損滿月之後即成蓐勞手脚腰腿痠疼骨髓冷痛名醫亦難調治凡後百日内調理方保無事

諸經問答

問婦人室女一生经闭不通當服何药

答曰視其脉不足當補血脉有餘而氣血相并者服後方又有一生经闭不通乃名石闼非药所治

當歸　甘草　香附　桂枝　陳皮　烏药　生地　川芎

問室女経閉成勞用何葯

答女犯此疨與男不同陰陽和則病去矣但此疨十失八九速與匹配

宜服補中益氣湯

問寡婦尼姑経閉者何葯治之

答曰比男子十倍難治况獨陰無陽者乎此等経閉因所欲不遂

治之尤難當服生血之葯

問娼妓経閉者何治　獨活二二　咳嗽加半夏杏仁五味子二二

腹痛加玄胡索乾漆二二　瘧疾加草菓常山二二　酒浸一宿炒透

不發嘔吐泄瀉加肉豆蔻粟殼二去枳殼
第三論凡室女年十七八經脉不通或阻百日或半年顔色青黄
飲食少進四肢困倦頭疼目眩腹痛惡心嘔吐膨脹此脾胃反氣血
虛弱慢傷生冷氣血扶脾胃調經水先服逍遥散次服八物湯後服
調經丸
逍遥散　麥冬二　當歸　芍药　柴胡一　黄芩　川芎　熟地二
半夏二錢　甘草五錢　右分作四帖水杯半姜三片煎八分空心服药渣再煎至
五分嘔吐加砂仁白术香附二　咳嗽加五味子蘇叶桔梗二

四

加味八物湯　人參　白术　茯苓　當歸　川芎　甘草

白芍　香附　小茴香　柴胡　熟地　右分帖六加姜煎肚痛

加枳壳玄胡索乾漆二　嘔吐惡心加良姜砂仁各二　如手足麻痺惡

寒加肉桂五分

調經丸　當歸　白术　陳皮　白芷　川芎　枳壳　香附　牛膝

蓬术　三稜　粉草　熟地　小茴香　玄胡索　共為细末醋作粳

米粉為丸如桐子大空心米湯或酒送下八九十丸

第四論凡婦人二十時既嫁後但遇經脉動則渾身疼痛手足麻

痺或生寒熱頭疼目眩此因失調理感觸經水之患可服經水之藥和血氣服烏金散

烏金散　厚朴姜汁炒二　陳皮去白一　桔梗一　蒼术米泔浸一　白芷五分　當歸酒洗焙五分　茯苓五分　枳殼麩炒二錢半　半夏　白芍一錢半　官桂一錢半　羌活一錢　牛膝一　甘草八分　麻黃一錢半　川芎炒去油一錢半　右分作三帖加姜葱同煎空心溫服咳嗽加杏仁一泄瀉去枳殼加肉荳蔻一粟殼一

第五論凡婦人二十一二歲經水不調赤白帶下或乳汁成片下此症由氣虛潮熱咳嗽飲食少進四肢無力日久變成骨蒸即成瘵疾急調

五

經和氣散虛弱可服八物湯在第三論內次服溫經湯

溫經湯 當歸 香附 鹿茸 人參 川芎 熟地 白朮 甘草乙

茱萸 茯苓 玄胡索九三 白芍生 陳皮三 沉香生 小茴香

右分七服加姜煎空心服 汗出不止加酸棗仁 黃芪三 咳嗽加入

杏仁半夏五味子桔梗三 潮熱加柴胡三

第六論凡婦人二十三四歲心腹脹滿氣湊上隔不思飲食肚內結成一塊如覆盆杯此經後潮熱悞食生冷過多乃生此疾若不調治後成大疾可服六君子湯

四物加味六君子湯 陳皮 半夏 白茯苓 枳實 川芎 赤芍
蘇叶 桔梗 白朮 當歸 香附 厚朴半 砂仁 紅花 黄連三〃
前胡 甘草〃 白分八帖加姜煎 咳嗽加五味子杏仁 口乾潮熱、
加竹瀝半鐘和姜汁同服

第七論凡婦人二十五六歲血海虛冷經脉不調或時腹痛或下白
帶如魚腦髓流或如米泔不分信期每來淋瀝不止面色痿黄四肢無
力頭暈目眩眼花此痰氣血俱虛宜服四物湯補經湯煎烏骨雞丸調
理可治

四物補經湯　當歸　白芍　香附　川芎　熟地　玄胡索

黄芪　白术　茯苓　黄芩　陳皮　小茴香七半　人參　阿膠

沉香　茱萸三　粉草三　甘草半　勻分八帖加姜煎服

秘傳烏雞丸　人參五两　白术五两　川芎五两　白芍二两　熟地三两　厚朴二两　香附二两

海金砂一两　甘草三　砂仁二两　右將藥淨炮洗勻称分两和合作一處

却將烏骨雞一只不拘兩三斤宰割去毛并去肚襍頭翅與足皆不用也

將藥一分置于雞腹内用銅鑼作鍋將雞及餘藥用老酒五碗水二大碗

文武火煮之乾者取出骨用淨肉并藥晒乾為末粳米粉酒糊為丸如桐子

大早辰或酒或米湯送下八九十丸

第八論凡婦人二十七八歲身体一向虛敗而经水不時淋瀝不止或有成片或似黑水面色青黃頭暈眼花四肢困倦此症調補不然即成血崩等患宜服四正(准)经湯四五帖 四物補经湯十餘帖 見第七論內

准经湯 當歸乙 熟地三 白芍乙 川芎(炒大用)乙 香附乙 阿膠(炒成珠)乙 黃芩(條實)乙 熟蒲黃乙 白术(土炒)乙 砂仁(八分) 甘草(三分) 側柏葉(醋監炒)乙 加大棗二个空心煎服

咳嗽加五味子杏仁乙 肚痛加枳壳玄胡索乾漆乙 泄瀉加肉荳蔻粟壳乙 氣急加蘇子半夏(八分)

第九論凡婦人三十二三歲連年生育敗血過虛以致經水不勻或一月或阻四十日或二月不時腹痛敗血結成塊飲食少進困倦目眩潮熱往來惡心煩燥此血虛脾胃弱盛緊調治之免成內傷瘵疾可服紅花當歸散七八帖再服加味八物湯見三論內

紅花當歸散　柴胡乙　陳皮五　當歸乙　川芎乙　赤芍五　小茴香等
熟地乙　枳殼乙　三稜八分　牛膝八分　玄胡索八分　厚朴乙　香附五　黄芩乙
白朮五　紅花乙　甘草五分　查肉乙　加姜三片葱几根煎服
遍身疼加羗活乙　泄瀉加肉菓八分　粟殼五分　咳嗽加杏仁蘇叶桔梗五分

此氣急者同此味

第十論凡婦人三十四五歲血氣脾胃俱虛或因當坐卧腠理空虛外邪感入遍身麻痺不能轉側肺經受虛咳嗽痰盛宜服三稜交加散

三稜交加散　枳殼乙　半夏乙　麻黄乙　防風五　桔梗半　防己半　白茯苓半
川芎乙　桂枝半　甘草一二下　羌活乙　当歸乙　陳皮乙　獨活八下　白芷八下　厚朴五
蒼朮二　查肉乙　加姜葱連鬚煎不拘時服　不能行動將一帖去
柴胡加姜蚕每服入姜汁三五匙兼用八物湯

第十一論凡婦人三十六七歲經行太過血氣虛盛胃氣不足宜調氣

八

養助脾胃老年無崩患可服八珍散

八珍散　當歸ㄊ　白朮ㄊ　人參外　川芎下　熟地ㄊ　白芍ㄊ　甘草下　白茯苓下

香附子ㄊ　加姜煎服　腹痛加玄胡索乾漆ㄊ　潮熱加黄芩柴胡ㄊ

煎服烏雞丸調理

第十二論凡婦人三十八九歲經脉斷肚中作塊痛頭暈眼花飲食少

進乃氣稟虛弱以致經斷太早肚中餘血未散故不時攻痛宜服當

歸散使血融氣和疾病可除　蓬朮尤宜服之

當歸散　香附卉　當歸　赤芍　熟地　白朮　枳殼　玄胡索

查肉五分　共為细末空心老酒調下三錢或米湯亦可

第十三論凡婦人四十二三歲經脉斷絶五十外復至其经水不准期常〻淋瀝或成片或漏下不止乃陰陽相反血氣妄行此最難治宜服和经湯兼四物湯補经湯烏雞丸調理

和經湯　白术〻　當歸五分　茯苓〻　熟地五分　黄芩〻　香附五分

白芍〻　川芎〻　棗仁〻　白芷〻　蒲黄〻　阿膠五分　陳皮〻　小茴香三分

甘草三分　加姜煎空心服　四物補经湯　烏雞丸　並見第七論下

第十四論凡婦人经後不調諸盤瘕病即一味五效四製香

九

附丸假如一斤分作四兩一分共匀四分一分盐水和姜汁浸煮焙干一分水醋浸煮焙干一分用山栀四兩水伴同炒去山栀不用一分童便浸一宿炊干　爲末不拘多少醋糊爲丸如桐子大每早空心服六十丸用米飲湯送下

第十五論凡婦人月经以閉血從口鼻出者先水磨金墨一杯服之其血立止　次用歸尾紅花各二　清水煎服

十月胎形論　調理安胎悉具

初月胎形歌曰　初月胎形如珠露　未入宫羅在混户

猶如東燭立風前　風急之時也難護

此月受胎如草上珠露之凝未入宮羅也在胞户之所胞户是繫胞之

未入腹内其形或散或聚如住則月信報之單胎散如婦人禀氣

薄及病後受者須用此方除此只是氣不和通用安胎和氣飲此方

專調理懷胎一月滿足女婦害羞醫家不識悞作阻经此時常

有頭暈惡心不思飲食手之少陰浮脉繫而甚動者服之

枳壳　當歸　白芍三　砂仁　川芎三　甘草八卜　共為末分四帖

水二鐘煎七分熱服

十

二月胎形歌曰　二月胎形北極中。如花初錠蕊珠紅。分枝未入宮羅内。氣受陰陽血脈同。

此月胎形似桃花，其胎受一月滿足以受血迸陰形似桃花分枝叶在母北極中北極者左陰户六寸其胎入腹未衣裹安胎和氣散凡慣墮胎者一月間須兩服保過五箇月則不用也

此方常理胎前此兩三箇月多有人家挑磚運石移床鋪祠傷觸胎氣虛弱之人多有此患頭暈眼花惡心嘔吐不思飲食服此

蒼朮一錢　砂仁　黃芩　桔梗〃　紫蘇〃　小茴香一錢　甘草八分

枳殼　厚朴三　藿香三　陳皮五　右分作二帖水杯半煎熟空心服要熱
忌食椒葱鮮物
三月胎形歌曰　三月胎形似血凝　有宮無室味無真
娘思食味千盤受　若辣酸鹹並納成
此月胎形如蚕繭一頭尖一頭大其形未入宮羅漸漸欲圓已至臍
下漸漸有裹其形薄薄色之是胞衣也此月胎形與二月俱同凡
有疾患不問虛實皆胎氣不和惡心嘔吐或觸動胎氣或煎煎
秋風時氣空空熱頭疼等症患照前方隨症加減用之

瘧疾加青皮 草菓三 潮熱不退加黄芩 柴胡三 咳嗽加五味

杏仁三 喘急加沉香五分 另磨和药服

四月胎形歌曰 四月胎形入宫室 在娘臍下内相過

忌食獐兔并大蒜 免教胎内受邪魔

此月胎形已入宫羅之室衣裹漸漸丹田之所一切毒物食之傷胎

宜用固胎和氣散此方尚治胎前四五個月身弱困倦氣急發熱

飲食乏味貪睡頭暈四肢瘦軟

枳殼 厚朴 香附三 砂仁二 陳皮二去白 蒼术三 小茴香七 甘草斗 苏叶二

右分二帖空心温服

五月胎形歌曰　五月男女分四肢　入宫胎穩始成兒

男酸女淡思食味　分定陰陽可預知

此月胎形男女分定令胎母前行使人從後喚之左顧是男右顧是女男思酸女思淡入宫室之内其胎安穩瘦胎飲常

治胎前五六箇月胎母弱腹重貪睡飲食失味肚腹脹滿氣短昏悶服此二三帖能聚胎氣精神

白芍　枳殻　砂仁　香附三　益智仁三　甘草五　當歸小　益母草

分三帖煎服

六月胎形歌曰六月胎形在腹遊　左手男魂似鼠抽
女魂右手輕搖動　脚在臍中漸漸浮

此月胎形男魂降動于左女魂降於右故在母臍中漸漸浮動如魚食物一盤此月若有胎母氣弱同前服瘦胎飲令其氣血調和臨産甚易也　如壯健之産婦免服

七月胎形歌曰七月胎形身覺邪　女向左手動些些
女向右手時時動　行步艱難母嘆嗟

此月胎形男向左脇動此月已定亦有降生成人所以行步艱難

也宜服知母轉胎飲　此方常理胎前胎七八個月胎重如石行步艱難脾胃虛弱氣急上冲胸中由是脹滿咳嘔薰食熱物忽時暈倒時人誤作中風然乃受邪也不安令兒冲心名曰子懸症

枳殼　益母草　黃芩三　香附三　滑石　知母三　蘇叶二　甘草二

右分二帖煎服　忌一切毒物不食餘月皆然

八月胎形歌曰　八月胎形漸見成　髮生毛長定精神

娘眠思食難吞下　困苦憂愁就悶行

此月胎形毛髮俱生令母心頭煩燥雖食美味而不甘血氣困弱胎氣

致傷脾胃不和也宜服味氣平胃散　專治胎前七八九月因脾胃虛弱胎氣傷而不和熱毒攻于五臟六腑變成痢疾雜病此药可安胎和氣也　厚朴生　肉蔻各　陳皮　蒼术三　白药二　柴胡猪苓　澤瀉各　地榆二　升麻各　甘草二　分三帖煎服

九月胎形歌曰九月胎形重似山　七情開竅不非凡

一夜一升三合血　母產欲胎渴俱全

七情皆耳有聞口知味眼有光鼻通氣各道俱全方能轉身左右脇下大動胎母覺之憂矣宜服保生如聖散　此方常治九月

胎欲産期忽然肚痛先行其水嬰兒不降為因胎前炙食熱毒等物傷胎不順宜服　益母草一两　枳殻一两　當歸四钱頭者角　砂仁三钱　益智仁三钱　白芍二钱　甘草一钱　分為二帖水二鍾煎八分不拘時服如不下急取鯉魚一個不論大小同药服臨服加醋一匙為金丸一顆

為金丸　秘訣法十月胎形下

阿膠　熟艾　蕎麥芽　蘇木　龍衣一條即蛇殼要全者去頭下山的最妙

十月胎形歌曰　十月胎形兒足時　四肢觔縫骨精開

産下即宜加謹慎　莫令兒下客風吹

十四

此時胎形已足四肢與觔絡俱開方許降生如產下莫令兒久在地恐賊風衝吹須穩婆抱補色裹仔細滿月平安宜服活水無憂散

常治十月已滿爻因情欲所內傷或因悲過慟怒之症又兼胎前多食煎毒等物瘀血搏之情怒氣所傷臨產橫逆之危愴惶不慎難用穩婆用力悮死嬰孩在腹不能救治今具秘方以濟危急不可輕傳但服三帖加烏金丸一顆其效如神

益母草亦　秦艽尒　急性子㕛　當歸㕛　川芎　生地　枳殼之　蘇叶　白芍之

肉桂　陳皮之　鯉魚一個　分二帖水三盞同鯉魚不拘大小但十二兩下至四兩

可用煎一盞臨服加醋一蛉每一帖加烏金丸一顆如兒死在腹不下急取無根水再煎此乃神方濟急

烏金丸秘訣 方見九月下

阿膠十八遇真仙　淨潔龍衣只一聯
穀麥生芽三寸位　染坊蘇木數根堅
五月五日收熟艾　均等須教分兩全
學者若能依此法　免教少婦入黃泉
擇日精處須合製　病人客日是安痊

起死回生秘訣傳

此訣先宜留與世

胎前三十三問

一問婦人胎不語何故　答曰聲出于肺不語者多為痰氣閉於心竅也亦有啞胎不須服藥但生産之後復能言語宜用炒砂仁末去衣一兩水煎空心服每日服一兩

二問胎前傷風咳何藥　答曰宜用葱頭濃煎發汗服紫蘇飲方見後

安胎凡有外感者先問傷否若有食急理脾胃或養胃湯方見後

三問胎前霍乱吐瀉者何藥　答曰陰陽清濁之氣相干謂之濕熱

之氣性飲食過度觸胃風冷使陰陽不和致清濁相干傷胃虛者故霍乱也如壯热或腹心痛則風邪入于脹胃乃吐瀉並發甚則至于傷胎宜服人生散　人參　橘紅　厚朴　當歸　干姜　甘草各等分

每服四錢加棗仁二个温服

木瓜　治霍乱吐瀉轉筋肋腹痛　木瓜等分　生姜分　吴萸等分

渴煩又次煎服四錢

四問胎前大小便燥結何藥　答曰姙娠大小便不通者臟腑氣热而生于内热甚其氣隨傳之處則成病也若热结于大

十六

腸則大便不通，結于小腸則小便閉塞，宜服八珍散

萹蓄　甘草　車前子　大黄　滑石　山梔仁　木通　瞿麦

加燈心一结，空心服四錢。

五問：胎前咳嗽者何藥？答曰：五臟六腑俱受氣于肺，咳嗽此

感于寒也。秋則肺受之，冬則腎受之，春則肝受之，夏則心受之，諸

臟咳嗽不已，則傷胎，宜服

人參清肺湯

人參　白芍　知母　桑白　桔梗　白术　甘草　人参

當歸　柴胡　川芎　黄芩　紫蘇　荊芥　地骨皮　石膏

茯苓 黄芩 連翹 薄荷 山梔 滑石

右药加姜五片 如嗽有痰可服旋覆花湯方見後

雞蘇湯 治嗽後痰血 阿膠 甘草 桔梗 生地 黄芪 貝母 麥冬 蒲荷 茅根 加姜五片

六問胎前鼻衄者何药 答曰鼻衄者由傷動血氣所致也凡血氣調則循環表裏經絡澁則不散若當傷損動因而生熱氣逆流入于鼻則成衄也姙娠病此多致墮胎只有産後見衄者難治暫以童便止之胎前衄者宜服

干姜 仁 桔梗 黄芪 生地 白芍 當歸 阿膠

赤茯苓 梔子 宜食前服

七問胎前瘧疾者何藥 答曰宜服草菓飲

半夏 甘草 草菓 烏梅 蒼术 厚朴 陳皮

加姜五片陰陽水煎五更溫服

八問胎前痢疾者何藥 答曰醫經云胎前痢疾産後必死急

以養臟湯去粟殼調治庶可無事當視其脉沉细者生洪大者死

養臟湯方見後

九問胎前四肢浮腫及腹大者何葯　答曰妊娠浮腫因產重虛水血敗入四肢遂致腹脹手足面目皆浮大便閉澁必利小便爲上宜服紫蘇飲　方見後

十問胎前眩暈者何葯　答曰有痰有虛隨症施葯宜用補中益氣湯痰暈加竹瀝貝母虛則十全大補湯有痰加黃芩黃連　水姜五片煎服

十一問胎前內傷凝血作痛病既不可服活血之葯如何治之

答曰只是要安胎但以芎歸爲君也又曰君以芎歸遂爲活血

其病安得而去，但宜緩緩而已。

十二問：胎前手足麻木者何藥？答曰：此血少所致，宜用養血安胎服八物湯。方見後

十三問：胎前耳忽聾、目忽盲者何藥？答曰：暴怒所致也，必用大補湯加連、知母。氣少血不足者，即是安胎飲。方見後

十四問：胎前咳嗽吐血者，當用何藥？答曰：諸血皆可治，惟面赤聲啞者不治。

知母茯苓湯 治咳血

知母　薄荷　半夏　甘草　柴胡　人參

白术　茯苓　桔梗　川芎　阿膠　黄芩　五味子　款冬花

麥門冬　每帖加姜五片煎服

萹荳散治咳血　萹荳　生姜　半夏　人參　白朮　枇杷叶　胎前不宜

十五問胎前下血不止者何藥　答曰勞役喜怒不節飲食生冷過度觸冒風寒遂致胎動及下血也胎前經血妄行皆因酒色勞傷過度名曰漏胎

叔味歌曰　產下如同月水來　漏極胎乾主殺胎　亦損妊母多憂慮　爭遣神丹救得回　宜服安胎飲方見後

十六問胎婦跌傷者何治　答曰將產之時從高跌傷以致血下

胎動遂至搶心胸悶氣絶不醒其母面赤舌青口無沫出者兒死母活唇口俱青烟出者兒母俱亡面青舌赤母死子存宜安胎為上

十七問有胎無胎何驗　答曰有胎六脉洪大而身不热無胎反是左手大為男右手大者為女六脉洪准有胎也

十八問婦女腹中鬼胎為驗何據　答曰視其脉沉細腹痛肚中雖有形而不動一如抱甕之狀宜用補血氣之葯　又曰鬼胎脉乍大乍小忽有忽無浮沉不一者是也

十九問姙娠欲産未産者何葯　答曰此氣逆也當順其氣自然安

安用來醒散 方見後

二十問妊娠未産乳汁先下者何藥　答曰此名兒泣不須服藥

二十一問臨産因爲忤動所傷　答曰此病十死七八宜增損四物湯

川芎　赤芍　陳皮　香附　蘇木

二十二問胎死腹中如何辨之　答曰小腹作痛如冷寒熱舌黑子已死矣

用官桂　射香号　各自另研細溫酒調下

二十三問妊娠難産累日不下者何藥　答曰用催生如醒散 方見後

二十四問胎上逼心何謂　答曰妊娠將栥養淂所則血氣調和故兒在胎淂安

二十

臨産亦易若血氣乖戾兒在胎則恐懼而動産育亦難而子上逼于心

産時則悶絶胎下乃醒甚則致死有之也用紫蘇飲方見後

二十五問妊娠心腹痛者何治　答曰妊娠心腹痛者或由冷積或新觸

風寒由臟虚而致發動也邪正相搏而并於氣隨氣上下上衝于心則心痛下

攻于腹則腹痛必致動胎甚則傷墮也

二十六問産胎尚未落胞水先放盡何藥　答曰無憂散治之方見後

二十七問横産者何藥更何謂也　答曰横産者蓋兒生下或先露其

手或其臂此因未可用力之時而産母用力之故也遂致身横而不能生下不幸

值此症當令產母仰卧令穩婆輕手推其兒身令兒直上漸〻用手以中指抵其肩推手上去候其身正門路皆順煎推生散一盞與產母吃下方可使之用力令兒生下此名横生如看穩婆非精細的不可依此法恐姿其愚以傷人命也

二十八問倒產何謂　答曰倒產者蓋因其母胎氣不足用力太早致令兒子不能向順生理只直下先露其足也治法當令產母仰卧使看生的推其足入分毫不得令產母用力亦不得驚恐候兒自順若經久不生却令看生的輕〻用手入人門推其足上令兒漸〻順下直待兒身轉正

門路然後服催生散藥一盞一用力自然生此名倒産穩婆須要小心方可用

二十九問偏産者何謂　答曰偏産者蓋因兒子方回轉身尋路其身未正其路未順却被産母用力一送致令兒頭偏住雖近門戶而不能生當令産母仰卧令看生人推兒近上以手正其頭令兒頭端向人門然後用力一逼即可下而無憂矣

三十問凍産者何謂　答曰凍産者蓋因三冬之月天氣嚴寒産母血凝而不散因其血之不散以致兒子不能生下宜滿屋煮火以棉衣裹之味養其血蓋血得熱則散令兒易生若秋春之間天時少有陰濕寒冷

之氣房中微微炭火煖之則妙

三十一問盤腸産者何謂　答曰盤腸者臨産則腸先出然後産子既産之後其腸不收用好醋半盞新汲水七分將碗内調和噴産婦面上每一噴一縮三噴而腸收盡矣　又一法以萆麻子十四粒去殼研如膏貼産母頭頂中心其腸即上隨即拭去萆麻記之記之

三十二問臨産時兒死在腹中何也　答曰因産母有患潮熱經旬臟腑熱極薰蒸其胎又兼吃熱毒之物或交合傷胎所以子死在腹用活血椎生無憂散方見十月胎下

三十三問胎衣不下者何也　答曰兒既生下被惡血攻入衣中相粘凝滯不能隨下也宜服

破血紅花散　歸尾　赤芍　枳壳〻　肉桂錢　甘草錢　人參錢　威灵仙錢

右藥加姜三片煎濃温服不下渣再煎服

又一法胎衣不下取生夫之褲倒轉將褲腰向下褲脚管向上罩于産母腹上其胞即下

產後三十六問答　產後禁用黃連切記〻〻

問產後陰脱者何藥　答曰此症氣血俱虚不能收斂故也宜服

八物湯　加人參　當歸　熟地　麥冬　白术　加糯米一撮食前服

問產後玉門不斂者何也　答曰此氣血不足故也用補中益氣湯倍加

升麻　又八物湯加升麻並宜服

問產後不語者何故　答曰心有七竅三毛產後血積多致停積敗血閉塞

心竅神思不明又心通于舌心氣閉塞則亦强矣宜服七珍散

問產後三十四日或半月之間忽狂言亂語妄見鬼神者何也

二十三

答曰產後血氣虛弱臟腑無氣所致此時醫不識悞作風暈治之差之遠矣宜服

加味烏金散　半夏　當歸　茯神　遠志　川芎各三　白朮　赤芍

酸枣仁　香附　辰砂另研　熟地　防風各三　白芷　陳皮五　麥冬

人參　牛膝　天麻二　甘草半　分二貼姜葱金銀器内煎服

問產後咳嗽者何葯　答曰有痰旋覆花主之方見後

問產後發熱口干作渴唇裂生瘡者何也　答曰因產過食姜蒜胡椒

熱物血熱積于脾胃氣攻上焦以致煩渴服逍遙散

逍遙散　當歸　白芍　干葛三　生地　川芎　黄芩五　人參九下　麥冬九下

柴胡七 烏梅六分 甘草五分 右分二帖空心煎服

問産後發熱發寒似瘧者何故也 答曰因敗血過多而虛弱感冒風寒四肢痠痛頭暈目眩莫作瘧治用

加減烏金散 厚朴 柴胡 黄芩 麻黄七 陳皮 當歸 川芎 桔梗 茯苓五 羌活 草菓 半夏三 甘草 白芍 熟地五

右分二帖加蔥煎不限時服 更加生姜三片尤妙

一有汗多芎歸桂枝白芍熟地

一有腹脹多厚朴陳皮

一有熱多蒼朮草菓桂枝

一有痰多半夏茯苓桔梗

二十四

一有頭痛加川芎白芷羌活　一有泄瀉去枳殼甘草

一有腹痛多青皮山查

問産後遍身浮腫氣急潮熱者何也　答曰脾胃虛弱血氣敗衰因傷風寒脉浮大者可下葯調治若兼泄瀉而氣急脉小者難療此症宜服加味八物湯

加味八物湯　人參　茯苓　熟地　小茴香二　白术　川芎四　當歸　香附　甘草　黄芩　柴胡乙　分爲六七帖加姜煎空心服

問産後言語慌惚顛倒錯乱者何也　答曰此病因血耗散而不足

臟腑空虛睡臥不安此乃風邪之症服四物補心湯　當歸五　川芎四

生地二　白芍　茯神　半夏　桔梗三　泉花四　陈皮三　甘草二　分四帖加姜煎空心服

問產後失聲言不出者何也　答曰心肺二經被瘀血所侵孔竅外感風寒致令此患宜服逐血補心湯

红花三　赤芍二　生地三　桔梗三　蘇叶　前胡　茯苓　防風　牛胆生　粉葛各三

當歸三　蒲黄　人参　升麻五　半夏五　甘草二　分為二帖加姜空心煎服

問產後痢疾裏急後重者何也　答曰因食毒太過後食生冷以致冷熱不和而氣閉澁以成此症服加減胃苓散

二十五

加減胃苓散　厚朴（炒）　陳皮　猪苓　澤瀉　歸尾　黄連　白芍　黄芩三〻
白术（炒）　肉蔻　地榆　升麻　甘草〻　分為二帖不拘時煎服

問産後骨節四肢遍身疼痛者何也　答曰産育之時遍身三百六
十骨節開張氣血俱虛兼之勞傷損生出房冒風所致此症可服烏金散（見四論內）

問産後忽然下血成片相似崩者何也　答曰此症血氣太虛脾胃又弱
而致營衛衰敗宜和血理氣用四物止經湯（方左）
當歸（生）　白鷄冠花（炒）　白芍　白术　香附（炒）　熟地　川芎　人參　阿膠　茯苓
側柏　枣仁　陳皮（去白）三〻　蒲黄（炒）〻　甘草　分為六帖加姜煎不拘時服

問産後嘔吐飲食不下腹痛而脹者何也　答曰産後敗血過多血氣攻于脾胃之間胃氣不順以致嘔吐而不能飲食日久不療必成翻胃之症服　香砂養胃散

半夏分　白术　陈皮　茯苓　厚朴　香附各一　人参　藿香　砂仁　檳榔　草菓

甘草二　右分四帖加姜三片烏梅一個煎服

問産後小便緊澁不通者何也　答曰血热積于小腹澁滞凝结又或差服热药而成淋症急服　滑石通答散方左

滑石　木通　赤茯苓　澤瀉　黄芩　白术各　車前子　瞿麦　梔子二

右分四帖加燈心一结長三寸空心並服

二十六

問産後中風不語者何也　答曰因失調理赤脚下床踏在冷地故傷風寒以致氣血耗散百日内又過房事或迎風乘凉沐浴外邪乘虚而入以成此疾宜服

烏金湯　半夏至　川芎　麻黄　防風　白芍　防己　姜蠶　血竭三　分為四帖加姜一斤金器内煎仍調蘇合香丸一分入藥同服如灌藥不納者看面色青黑口出白沫者不治

問産後或取重物或行立太過度膀胱墜落出外而不收者何也　答曰産後勞傷過度用力太甚致傷臟血氣弱虚冷因而不收或三五个月或半年一年不能還原者尚可治之如延久不醫卒成癈疾矣服收陰散

收陰散　當歸　川芎　白芍三　升麻　熟地　白术　枳殻各三　人參

陳皮二 沉香另磨三一卜 肉桂 茱萸 甘草一 分作四帖水煎熱服

又夜睡不安轉側將臍下四寸半以艾灸七次立効

問産後忽然心氣痛不可忍者何也 答曰産後胃氣虚弱心經血虚

胃氣相攻血氣二者不順又因七情所傷致而諸氣不和宜服七情手粘

散 痛不可忍者服此 七情手粘散 药左

枳殼 玄胡索 小茴香各 白芍 乳香 没药二 甘草八卜 分二帖煎空心服

問産後瘧疾者何药 答曰服草菓飲 方見後

問産後有哮喘之病遇産而發者何治 答曰服大寧肺湯

二十七

橘紅　紫蘇　五服子　杏仁　甘草　桑皮　半夏　黄芩　阿膠　瞿麥
枳殼　加姜煎服

問産後痢疾何药　答曰服養臟湯方見後

問産後吞酸者何药　答曰服七氣湯方見後

問産後暈眩何药　答曰有虚有痰隨症用药虚用補中益氣湯痰暈加貝母竹瀝虚則十全大補湯痰則二陳湯加橘紅　黄連　黄芩

問産後脇痛左右相如何以治之　答曰在左曰瘀在右曰血痰居日間非白芥子不能止枳殼柴胡亦可須用補中益氣湯

問產後手足麻木者何治　答曰用生血補氣药療之

問產後床出者何治　答曰新產後氣血暴虛未得即安靜血隨氣上迷乱心神故眼前生花令人悶绝不知人事口噤神昏氣冷不可作暗風治之故用清魂散

清魂散　當歸半　白芍　澤蘭叶　人參各分　川芎[illegible]　甘草八分　荊芥穗[illegible]

右共為末每服二錢不拘時用白湯或温酒調下須要和匀

問產後小腹痛者何治　答曰敗血不盡故也宜用四烏湯

四烏湯　當歸　赤芍各等　丹皮　玄胡索三　官桂二　河水煎服

問產後乳汁不通者何也　答曰此身衰之故也用　川芎　白芷　桔梗

辛八

當歸五分 人參五分 甘草斗 茯苓二 煎服 又法以川山甲燒灰米泔水調下

問產後兒枕痛者何药　答曰兒枕痛者小腹中一塊如盤是也用四烏湯

又醋煎散 又香棱散方左

三稜 蓬术 赤芍 甘草 官桂 香附 烏药 桃仁 紅花 用河水食前服

問產後譫語者何治　答曰心主乎血產後去血過多心神失守故發譫語

宜大補氣血為主如惡甚而脉大者難治　一法用益母草為末薄荷自然汁

調下或童便陳酒亦可

問產後月餘經血不止者何药　答曰多服四物湯加枣仁兩個

問産後陰痛陰痒者何謂　答曰此濕熱下陷也小方治用

矾　荊芥　白芷　花椒　細辛　桔梗　不拘多少煎湯薰洗自愈

問産後小便腫痛者何药　答曰此亦濕熱病也宜用

干姜　姜蚕　麻黄　桔梗　陳皮　甘草　乳香　没药　枳壳

右药用清水二盞煎七分食前服

問産後小便頻數者何也　答曰以兎絲丸治之　药味于左

射香（半錢）　石蓮肉（一兩）　人參（一兩）　兎絲子（二兩）　白茯苓（一兩）　干山药（一兩）

右药六味共為末糊丸每服五錢用鹽湯空心服下

二十九

問產後斷產者何治　答曰產欲斷者不易之事有臨產艱難或生育不已或不正之事即為私為娼為痴不欲受孕而斷之者今庸醫但以藥斷之不知固斷之矣而身之受病豈淺鮮哉

宋末古吳王峯薛氏古愚家傳產科歌訣

大凡女子　禀受偏執　若欲治病　先戒性急
或因怒氣　或為憂鬱　憂鬱生痰　痰因火致
恐致傷血　血因火致　怒氣傷血　血傷失色
或為疼痛　或為淋疾　淋有五種　或成五色

若欲無病　月水要正　月應乎天　水應乎地
一月一來　如期如信　懷娠育胎　坐中理順
經行不准　或叅乎前　或落乎後　叅前為熱
落後為寒　熱當清凉　寒當温助　血實血虚
或攻或補　有孕得疾　先保其胎　次調其疾
速治可矣　延及產後　自招之禍　新產之後
先理惡露　後當補虚　補虚太早　惡不能除
惡心氣喘　泄瀉汗珠　此為四惡　扁鵲莫醫

三十

若見一惡　病亦難起　小心醫治　免死而已
十月懷娠　一朝坐草　依熱蒂落　戒勿求早
無知女娘　昏愚婆老　非理推逼　生成煩惱
致生危疾　醫師難療　叮嚀叮嚀　守此正道
孕婦之脉　堅强最好　細而且微　命亦難保
新産之脉　沉遲細小　若愚洪大　病亦必側
敗血衝心　語言亂道　或笑或歌　佛名神號
九死一生　何須求禱　痰裡心竅　或悲或笑

病以衝心　治各神妙　衝心顛病　始終昏親
裹心亦然　昏而不覺　衝心龍齒　韮醋薰導
裹心陳附　姜汁奇效　凡有痰者　心感風寒
麸麵油膩　戒勿知餐　病有危困　先喻其難
若不預揣　毀謗多端　醫為仁術　取制惟寬
驗明病症　施為湯丸　子癇子顛　子懸子淋
治各有條　不容易漏　子懸上升　悶而胸脹
投紫蘇飲　又名八寶　其餘三疾　各有定方

三十一

過之則希
五積交加
金沸草散
血有餘也
或為癥癖
且從姑熄
速亡自通
治之量情

用之則良
投之必中
攻效奇異
名為漏胎
溫血益氣
痰火之症
虛火之症
神仙妙術

產後血風
咳嗽傷風
一得身孕
腹中有塊
削除其積
身軀瘦極
自生骨蒸
起死回生

百節疼痛
濃痰鼻涕
經水自來
血氣之疾
元氣若虛
若施艾火
參芪胡連
悉心体之

用無不靈

産後總論

一李師曰經病之於固多而人未必患疾之於人固有而人未必危若産又婦人之所不免而産之可驚可慎者又係俄頃之間此醫家者流治産獨得一科見古人甚重而不敢忽也

一有夫婦而後有父子婚姻之後必知求嗣男雖十六而精通必三十而後娶女雖十四而而天癸至必二十而後嫁然後陰陽充實是以交而有孕孕而育育而為子故堅壯强壽大抵交感之日宜避晦朔弦望大風大雨大雷大電大

大忌日月交蝕日月星辰之下神廟寺觀之側井灶塚墓坑厠之所凡此受胎必不孝不仁頑愚顛狂瘖啞聾瞶多病短壽爲人父者可不慎哉

一婦人諸病宜以調經爲先

一婦人求子當於經盡之後五日之間求合之

一婚人女子經事謂之月水又曰潮水月者一月一至也水者賤之也潮者取其信也

一月兩至者血熱也兩月一至者血冷也故曰血得熱則行冷則凝熱用冷藥冷用温藥

一婦人經水至須要忍氣否則多成癥瘕之患

一男子〻精二八而通八〻而精極竭女子天癸二七而至七〻任絶若男子踰六十有四娶人踰四十有九雖能生子必多夭死以數盡故也

一婦人女子患勞頓病症經闭骨蒸痰咳之類診其脉七至八至者也當觀其肌肉何治若消瘦之甚药無益也

一婦人内外傷要用药与男子同意但胎前産後為異耳惟四物湯不可無如調氣者附不可缺也

一婦人年四十内外經事一月兩至者多成淋病

一婦人室女經闭成勞不可用通血药當以生血药調理通血

三十三

药紅花桃仁之類是也生血药四物湯加減是也

一婦女一生經閉不行名曰石閉非药所能治

一室女經閉成勞十失八九須陰陽和合此症可愈宜服補中益氣湯

一婦女經脉事過期而来皆因血虛澀滯血虛者肚腹不疼微微身熱必服順氣生血药澀滯者肚腹胸腰皆疼便是也

一婦女經事不及期而来亦有因血熱或因氣傷血海血熱者必服凉血地黄湯氣傷血海者必服川芎當歸之剂一經水將来而作痛者亦是氣血澀滯也服七氣湯加川芎當歸之類過期而痛亦血虛也

一經事有紫黑塊有淡紅色此因氣血相併而成紫黑色覲肚腹疼痛便是亦有因熱而成紫黑色覲肚腹不疼便是虛色淡紅者皆血虛之故也三者皆宜服四物湯

一婦人月水淋瀝不斷者因氣多所致必服補營湯

一婦人老年經水不斷者必成淋疾宜服補中益氣香附之藥當戒惱氣方可救也否則難治

一婦人懷孕男胎踰三月女胎踰四月其胎耳目口鼻皆具但踰三月之後絕不可通行房事不惟子母後日多病且亦自損陰隲

三十四

一孕婦十月滿足為大產月分不足謂之半產若初胎三個月半產者至第二三四胎亦至三個月而胎復墮或四月五月亦然至期必須預服安胎药至十月方保無事若頭胎已曾大産一次則無此患矣

一催生丹用臘月兎頭腦髓去皮膜研如泥再用通明乳香母丁香各一錢射香一二兩俱研細末以兎腦研為丸如雞豆大陰干臨期用温湯嚥下一丸未下再服

一婦人難産或不順理用萆麻子十四粒硃砂雄黄各五分蛇蜕一尺燒灰射香一分為細末漿水調和為丸先用椒湯淋洗産婦肚臍次置药丸在

内用紙數重蓋覆以濶帛繫之胎下即去其所之药丸忽妄

一懷娠三月後診其脉兩寸浮大兩関滑兩尺微而帶數此脉是胎脉也左乳先有核者男象也右乳先有核者女兆也

一懷娠之後有經事而來者雖不多仍每月一至者此名漏胎是血有餘也不須服药胎亦無恙矣

一懷胎腹痛此名痛胎至産則愈

一受胎嘔吐或悪聞食息或常卧者此亦胎氣不須服药

一横生倒産手足先出者用針刺兒手足入二分許如不上以塩擦之

一推腸生腸不收用新汲井水入米醋少許三噀（噀）其面如腸初出以米篩盛之再將萆麻子十四粒研爛置頭頂心上如腸收上速速取下記之之

一胎下血暈不省人事速將産婦扶起勿令眼卧用韮菜一握以有嘴瓶盛之將米醋煎數沸沃之用紙密封瓶口以嘴向産婦鼻孔令醋氣透入即甦如無韮菜將炭一大塊燒通紅以好醋如前法沃之

一臨産肚腹疼痛絶不可（使）穩婆摩揉雖胞漿已破腹腰疼極尤當忍之令人扶掖而行則子生育自然理順若夫横生倒産之患皆不能忍先期動手故也蓋臍帶係（繫）于命门兒將育兩手動搖使帶脱落然後得出諺云

衣熟蒂落最善譬喻

一難産有三四五日口噢舌青兒已死矣面色亦青母命難保

一兒已在蓐産婦切不可卧扶坐片時可也

一敗血衝心敗血衝胃二者皆危病冲胃則飽悶惡嘔冲心則顛狂錯亂用藥急速亦多不及治救不可不知

一産婦百病三者爲惡嘔吐盜汗泄瀉是也若三惡並見其病必危若見一惡病雖可愈若有數病並作當治其所急

一産後不語者敗血迷裹心竅之故勿恐勿慮須服七珍散一月即瘥

三十六

一産後陰魋脱下玉门不斂用石灰一斗炒令極熱能燒草者以荆芥防風不拘多少煎百沸湯取石灰置濶桶内速將沸湯沃之令産婦坐桶上使氣薰入陰户待湯温和坐浸其中三二次平復如故

一産後乳汁少者煑猪蹄作羹飲之

一有子飲乳經事不至者不須服药上之乳汁即下之經水也

一産婦服药必囑其畏避風寒禁止澡浴

一腹中鬼胎其視其脉沉細或作大作小作有作無浮沉不一兼以腹痛中雖有形而不動如抱甕之狀便是宜服補中氣活血湯

一診脈務要詳審製藥務必精細乃是

一胎前產後々生乳癰三四日者川芎木通末一兩穿山甲炙黃末一兩自然銅醋淬七次研末半兩和作一處每服三錢酒調服若過三四日已成膿者必用刀割之凡婦人兩乳脈理似橘囊不宜橫割須用豎割若橫々則皮肉不得收口

海虛用育字評

薛公此書備矣美矣獨惜乳癰一方為未盡善脈理既似橘囊刀割豈不慎事此症治難固難余　外祖河陽張公每為此縈懷出已見創一異方

三十七

不論胎前產後日近日遠未成膿者追膿投之必應真婦人之珙璧也

謹錄於左以濟斯世

柴胡錢 當歸錢 連喬錢 枳殼八分 皂角刺八分 阿膠錢 青皮錢 花粉八分 穿山甲以片沙泥畨研末

右方用水兩杯煎八分服如能飲酒用陳酒一碗水一碗同煎服

一產婦犯喘息為危疾經曰諸喘皆虛

一未產時乳汁先下者謂之乳泣生子多不能育

一婦人有病不治者六驕恣不論理輕身重財衣食不適藏氣不定形羸不能服藥信巫不信醫

一胎前產後中風惡痓宜服小續命湯

歌曰　中風惡病要君知　眼閉肝兮手散脾
心絶口開肺鼻鼾　腎家將絶足遺尿

一婦人生育小兒食喫異物

歌曰　異物兒食虫所爲　腎塩脾炭在脾泥
茶心酸物虫傷胆　肺臟時時咬布衣

一產後口鼻黑色者多死故古人不立方其說出大全良方書

一婦人胎前產後水腫危殆

三十八

歌曰　水腫傷肝唇黑　缺盆平也必傷心
背平傷肺脾臍凸　足底平時腎病深

一婦人血崩淋血出于肺咯嗽血出于腎痰涎血出于脾嘔吐血出于胃諸症見血皆脉沉細為吉數大為凶義見脉訣

一婦人産後小解不通腹脹如皷用炒鹽於産婦臍中填滿和射香末少許葱白十餘根作一束切作片約厚置上用大艾炷盖滿葱之餅覺热氣入腹内小便即通矣

一婦人顛狂悶乱多因驚憂之極痰犯心胞所致宜令吐法之用

苦丁香即甜瓜蒂一錢為末用新汲水一盞調下隨得大吐或不省人事以射香少許温湯調解之

一婦人女子有病月水不孃其為多兩乳不孃者為大此生育意也

一婦人女子有病形羸者勿与葯恐招謗也

一婦人女子有病其家能致滋味豐厚者易愈古人云葯補不如食補故也

一婦人女子有病診其脉息必專心致意逐部詳察

一凡用葯以四物湯為先蓋婦人之病不過血衰血冷血虛所致而四物湯和血調血之葯故以此起济

一凡用药須識君臣隨時增減

一産後一月之內切不可行房事以致産婦成癆

一産婦百日有疾皆成産症切宜慎之

加味腹痛方　當歸尾半　五靈脂二錢　官桂二錢　丹參三錢　澤蘭叶五錢

紅花一錢　赤芍二錢　延胡索三錢　蒲黃二錢　炮姜炭一錢　炒香附一錢　桃仁三錢

此方常治小腹疼痛敗血未清也

産科應驗萬金方目録 上卷

諸濕門　大橘皮湯　葶藶木香散　除濕湯　葶藶散
當歸治痛飲　獨活寄生湯

諸氣門　沉香降氣湯　四七湯　益氣湯飲　七氣湯
蘇子降氣湯　流氣丸　木香順氣飲　調中愈
痛湯　寬中和氣飲　五膈寬中飲

瘧疾門　四獸飲　清脾飲　陳光遠絶瘧飲　常山飲
草菓飲　七寶飲　治瘧疾如神

瀉痢門　斗門散　藿香正氣飲　真人養臟湯　香連朮

苓湯　人參木香散　白朮健皮湯　治痢不拘赤白日夜無度

脾胃湯　補中益氣　理中湯　四君子湯　六君子湯　加減

平胃散　寬中安胃散　參苓白朮散　八珍散

咳嗽門　金沸草散　消風百解散　二陳湯　華蓋散

清金定喘湯　旋覆花湯　九寶湯　杏子湯　秦艽扶

羸湯　雞蘇散　導痰湯　紫菀湯　人參保肺湯

虛勞門　十全大補湯　人參養榮湯　黃芪建中湯　黃芪鱉

甲散　八物湯　當歸六黃湯

瘡腫門

當歸連翹散　復元通氣散　托裏散　槐角丸
升麻湯　升麻消毒散

產科應驗萬金方 上卷

中風門

一遇婦人初中風時用蘇合香丸擦牙齦或心悶而痰湧出者以姜汁竹瀝進之如不止而口眼歪斜嘔吐沫涎者青州白丸子虛弱先服八味順氣散實者烏藥順氣散甚者小續命湯醫經云醫風先醫血血行風自滅雖男子亦用此方

八味順氣散　凡中風之人先服此藥順氣次服退風藥

人參　白朮　茯苓　青皮　陳皮　白芷　天台　烏藥各等　甘草炙半

共為末每三錢水一碗煎七分酒下用蘇合香丸間服

歌曰　八味人參白朮苓　烏药白芷甘青陳

烏藥順氣散　治男婦一切中風疼痛四肢麻木卒中手足癱瘓言語澁滯宜先服此以疎風然後隨症投以風药

麻黄去根節分　陳皮分　烏药分　白姜蠶去絲嘴炒　川芎　白芷　甘草　桔梗　枳殼各分

右药共為末每服三錢棗一枚寒热頭痛加葱同煎服

歌曰

烏药順氣散麻黄　甘草陳皮白芷姜

桔梗姜蠶芎枳殼　諸風邪氣豈能傷

順風勻氣散　治腿疼痛半身不遂手足強直口眼喎邪若中風便欲用風藥治之十難九愈當以氣藥治之氣順則風散理也　白芷　人參　白术炒

天麻　青皮　沉香　甘草炙　每服加姜三片紫蘇五叶木瓜三片

歌曰　白芷參甘白术麻　烏药青沉蘇木瓜

小續命湯　内經曰人之中風非自外来風乃本身氣血之病人多有此疾中血則口眼喎斜中腑則肢節强直中臟則性命危廹凡卒中風欲死即以此方治之又治婦人血風等症　川芎　白芍　防己　防風　麻黄

桂心　人參　黄芩　甘草炙　杏仁泡去皮尖炒　附子量用泡五次去皮臍一枚　精神恍惚者加茯神

四十三

遠志素有热者以秦艽代附子水二碗姜七片枣三枚去核不拘時服

歌曰　續命甘芎桂附姜　参芩麻杏芍防己

排風湯　治中風邪氣入于五臟令人狂言乱語精神錯乱以致手足不仁痰涎壅盛　當歸　肉桂　杏仁　白鮮皮各五分　白芍一分　白术一分　甘草五分　防風　芎藭各五分　麻黄　独活　茯苓各三分

右药用水二鍾姜五片不限時煎服

歌曰　肉桂當歸术　鮮皮芍杏仁

防風麻黄草　芎藭独活苓

青州白丸子　治男婦手足癱瘓風痰壅順嘔吐涎沫小兒驚風並治

白附子生用二兩　半夏七兩　天南星生二兩　川烏頭去皮臍並生用半兩　共為末以絹袋盛于井花水内去渣再入絹袋擺盡為度放磁器内晒露至曉易水別用井花水攪和再晒至來早換新水攪和如此春五日夏三日秋七日冬十日去水晒干如玉片將來研碎以糯米粉煎粥為丸如桐子大每服食三十丸以姜湯送下酒亦可小兒驚風薄荷湯送下初服五丸加至十五丸生姜湯下不限時服如癱瘓風以溫酒下二十丸日服三次至三日後浴當有汗便能舒展經三五日呵吹是應常服十五粒以來

四十四

永無風痰隔壅之患

傷寒門

人參敗毒散　治男婦傷寒時氣頭疼項强壮熱惡寒身體煩疼及寒壅咳嗽鼻塞聲重風痰咽痛　人參　川芎　茯苓　枳殻　前胡　羌活　独活　薄荷　柴胡　甘草　桔梗　水二鍾姜五片　不拘時服如氣飽及傷風寒結胸並減去人參一味

歌曰　敗毒參苓殻独活　二胡結苛草芎姜

小柴胡湯　治傷寒發熱如瘧胸膈滿痛大便閉澁及産後

潮熱往來並治　半夏炙生　人參二分　甘草炙　柴胡分　黃芩炙

右藥用水二鍾薑五片棗一枚不拘時服

歌曰　小柴胡草參芩夏　薑棗加煎治少陽

五積散　治男婦感氣胞飽腹疼惡心嘔吐發寒發熱或大便泄瀉水穀不化一名調各健胃湯　又名百病無憂散　白芷　陳皮　川芎

甘草　茯苓　桔梗　芍藥各分　厚朴　蒼朮　乾薑各分　枳殼

麻黃去節各分　官桂　半夏各炙　蔔子　共為末每服四錢薑湯送下

如嗽有痰減去乾薑有汗減去麻黃

四十五

歌曰　芎歸芎夏壳麻黄　甘草茯苓芎桔朴
　嗽減乾姜汗減麻　蒼苓陳皮芷桂蔔

竹叶石膏湯　治傷寒已經汗出表裡俱虚精液枯竭心煩發热氣逆欲吐諸虚煩熱等症　麥冬半　人參　甘草各五分　石羔分　半夏五分　共爲散每服五錢水二鐘淡竹叶七片姜五片入糯米百粒煎濃去渣宜食前服

歌曰　竹叶石膏麥門冬　人參半夏甘草同

白虎湯　治男婦感寒傷風表裏俱热狂言妄語汗後不解热大七渴

又治暑热發渴　加人參即名人參白虎湯　石羔　知母　甘艸　粳米一合　水二鐘煎服

歌曰　白虎石膏知母米　心煩大渴甘草除

十神湯　治時令不正瘟疫妄行此药不問陰陽兩感風寒溼脾皆可發散

香附　紫蘇　川芎　干葛　白芍　升麻　麻黃　甘草　陳皮

白芷　加姜五片水煎服不限時

歌曰　十神香附紫蘇芎　葛芎升麻草橘紅

白芷麻黃姜煮服　不分表裏盡能攻

積熱門

凉隔散　治男婦一切熱孕婦忌服　甘草　大黃　山梔　薄荷　黃芩

連翹　淡竹叶　朴硝　水二碗入蜜一匙宜食後服

歌曰　涼膈用連翹　山梔薄荷硝

竹芩甘草蜜　積熱口唇焦

黃連解毒散　治一切熱毒　黃連芩柏　山梔連翹　以上五味用水二碗煎

歌曰　黃連解毒芩支柏　大熱不除連翹攻

洗心散　治風壅痰心經積熱口苦唇燥眼澁多淚大便閉結小便閉澁

甘草　大黃　白朮　麻黃　當歸　荆芥　芍藥　每服加薄荷少許

歌曰　洗心甘草朮麻黃　芍藥當歸荷大黃

無名散　治大人小兒心經蘊熱咽喉干口燥目赤睛疼大腑閉結小便不通

山梔　滑石　瞿麥　萹蓄　甘草　大黄　木通　每服加燈心一結空心下

歌曰　山梔萹蓄甘滑石　大黄木通并瞿麥

清熱調中湯　治發熱肚痛噯氣不覺飢飽大便不実

黄芩　柴胡　茯苓　厚朴　甘草　藿香　草菓　人參　半夏　蒼术

枳殻　香附　用水二碗姜三片烏梅一個煎服

歌曰　人參養胃朴蒼藿　夏草姜梅陳菓芩

附殻柴芩爲一劑　肚疼發熱總教停

四十七

調經柴胡湯　治積熱口干煩燥喘嗽　柴胡　人參　黄芩
甘草　大黄　當歸　芍药各等　用河水煎服
歌曰　調經柴胡芍药參　大黄甘草歸黄芩
加味小柴胡湯　治産後往来潮熱　柴胡　黄芩等　人參
半夏等甘草五生地　山梔　枳殼各等　用水二杯姜五片枣三枚煎七
分食遠服
歌曰　加味柴胡生熟地　甘參枳殼夏黄芩
人參湯　治産後諸虚不足發熱盗汗　人參當歸各等分為

细末以猪腰子一只去脂膜及筋切作小片以大米半合葱白二根水二碗煮至米熟取清汁一碗煎至八分服

祛暑門

五味藿香飲　用藿香厚朴白扁荳陳皮甘草　水煎不拘多少服

歌曰　厚朴藿甘萹荳陳　五味合成藿香飲

藿香飲　用藿香厚朴入酒少許水煎浸冷不拘時服

諸濕門

大橘皮湯　治濕熱内攻心腹脹滿并水腫不利小便大便滑泄

四十八

橘皮 猪苓 滑石 澤瀉 白术 茯苓 木香 檳榔

右药每服三錢用水二碗姜五片枣一个煎服

歌曰 大橘皮散术猪苓 木香共滑草生姜

葶藶木香散 治濕熱内攻外腫腹脹小便赤澀大便滑泄

甘草 白术 木香 猪苓 澤瀉 官桂 茯苓 葶藶 用水煎服

歌曰 猪澤木香甘白术 滑石茯苓桂葶藶

除溼湯 治諸濕腰膝腫痛足脛筋腫脉緊急精液凝滯

檳榔 甘遂 威靈仙 赤芍药 葶藶 半夏 厚朴 藿香

陳皮 白朮 茯苓 每服五錢加姜五片棗一枚煎服

歌曰 檳榔甘遂朴 威灵赤芍陳

二朮藿香夏 葶藶白茯苓

葶藶散 治男婦水腫氣濕不得安寧 厚朴 葶藶 木香

官桂 豬苓 澤瀉 茯苓 白朮 甘草 木通

右用水二鍾煎服加姜棗煎去厚朴用滑石

歌曰 葶藶木香桂滑通 澤豬白朮草同功

當歸治痛飲 治産後足腫溼地以成溼者 當歸 羌活

四十九

猪苓 澤瀉 黄芩 苦参 升麻 茯苓 人参 干葛 白术
蒼术 茵陈 甘草 知母 防風 用水煎宜食前服

歌曰 當歸治痛羗猪澤 苓苦参苓葛术蒼
茵草知升防治療 足間温氣永無妨

獨活寄生湯 治男婦血氣凝滯手足拘攣風痺等疾

川芎 當歸 芍药 熟地 人参 茯苓 甘草 秦艽
防風 獨活 细辛 牛膝 官桂 杜仲 桑寄生
右药用水二鐘姜三片煎不拘時服

歌曰　独活寄生甘熟地　秦艽杜仲細防當

　　牛膝参苓與白术　腰背虚疼風脚傷

諸氣門

沉香降氣湯　治陰陽壅滯氣不升降喘促結悶噫酸吞酸

沉香　縮砂　甘草　香附　共爲末每服二用鹽沸湯熱服

歌曰　附子沉香甘縮砂　臨服加鹽湯調下

四七湯　治七情之氣結成痰涎狀如破絮或如梅核

半夏五　茯苓四　厚朴三　紫蘇二　共爲末每服三錢加姜五片

大枣二枚煎湯宜食前服

歌曰　半夏厚蘇苓　四味調七情

忩氣飲　治婦人噎膈　木香　丁皮　人參　麥冬　厚朴

甘草　藿香　檳榔　草菓　桔梗　白朮　香附　紫蘇　陳皮

桑白皮　每服三錢姜三片枣三枚灯心一結煎服

歌曰　桔梗朴蘇香附參　丁皮草菓与麦门

檳榔白术陳皮藿　香桑白枣及燈心

七氣湯　治七情之氣鬱結於中腹絞結痛不可忍

人参 甘草 肉桂 陳皮 用姜三片煎湯空心服每三錢

歌曰 甘草桂人参 加姜効似神

蘇子降氣湯 治虛陽上攻下不升降上盛下虛痰盛

當歸 半夏 甘草 前胡 厚朴 肉桂 陳皮 蘇子

右藥為末每服五錢加姜棗煎不拘時服

歌曰 蘇子降氣朴陳甘 前胡歸夏桂姜棗

流氣丸 治五積六聚癥瘕痞塊留食此等之症皆係寒氣客伏于

腸間變成諸疾此方能消滯氣通和陰陽雖高年氣弱亦宜服之

癥者痞也有迹可証謂之癥瘕者假也假借其氣聚而成積謂之瘕　木香　麥芽炒　橘紅　菖蒲　蔔子炒　廣茂包　檳榔　枳殼去炒

神麯炒　砂仁　青皮去白　小茴香炒　補骨脂炒　華澄茄各等　牽牛丹

右藥為末糊丸每服五十丸細嚼白荳蔻一粒白湯送下

木香順氣散　治攻心痛胸脇飽脹　吳茱萸　白茯苓　益智母

草荳蔻　升麻　木香　厚朴　陳皮　青皮　蒼术　柴胡　人參

澤瀉　當歸　每服二兩水二碗煎食前服

歌曰　順氣茱萸白茯苓　澤瀉當歸厚朴陳

青皮益智麻莒藭　木香柴胡水人參

調中愈痛湯　治受氣腹內有塊不時作痛及寒熱

青陳皮　丹皮　紅花　牛膝　桔梗　甘草　益智仁　人參

烏葯　香附　蓬术　半夏　水二碗姜五片煎宜食後服孕婦去半夏

歌曰　治氣青烏牛橘皮　牡夏紅花甘桔宜

參蓬益智并香附　姜煎服過病消除

寬中和氣飲　治感氣胸飽不寬無力足浮麻木　藿香　青神皮

蓬术　歸尾　牛膝　枳壳　半夏　白芷藭　木香　葡子

茯苓　水二鍾姜三片煎食前服

歌曰　寬中和氣藿香陳　蓬朮歸牛壳半苓
　　　荳蔻木香并蔔子　虛浮足痛且時寧

五膈寬中湯　治氣將作噎隔之疾　白蔻仁　丁香　砂仁
香附　厚朴　青陳皮　蔔子　木香　甘草　用清水二大鍾
姜汁一蛤蜊煎宜食前服

歌曰　五膈寬中白蔻丁　砂仁蔔附朴青陳
　　　姜香甘草君臣劑　五膈原來即刻寧

瘧疾門

四獸飲　治瘧疾　陳皮　半夏　茯苓　甘草　人參　白术

草菓　烏梅　加姜三斤棗二枚去核不限時服

歌曰　四獸烏梅菓夏陳　參苓术草棗姜匀

清脾飲　治瘧熱寒少或一日或间日至者　青皮　厚朴　白术

草菓　半夏　茯苓　黄芩　甘草　柴胡　姜三斤食前煎服

歌曰　青皮青半朴　茯甘白术芩

柴胡姜棗菓　一服便輕身

陳光遠絶瘧飲　奇効如神　青陳皮　半夏　黄芩

甘草　柴胡　茯苓　川芎　常山　紫蘇　烏梅　檳榔　枳殼

水酒各一鍾姜三片煎八分露一宿清晨避日面東温服

歌曰　青苓甘草夏　柴胡芎橘常

紫蘇榔枳酒　露飲早温嘗

常山飲　治男婦寒熱如瘧　常山　良姜　草菓　知母

甘草　水二碗姜五片烏梅一枚煎不拘時服

歌曰　草菓常山甘　知母與良姜

草菓飲　治寒熱瘧疾初愈服此進食理脾　紫蘇　草菓

良姜　川芎　青皮　甘草　白芷　加姜用水煎濃宜熱服

歌曰　白芷紫蘇草良姜　草菓青皮白水煎

七寶飲　治一切瘧疾并山嵐瘴氣等症　陳皮　厚朴

甘草　常山　草菓　檳榔　青皮　水酒各一碗煎八分露一宿空心面東温服

歌曰　常山草菓朴青陳　檳榔甘草治如神

治瘧疾如神　常山上　草菓上　甘草中　木通中　厚朴中　陳皮中　烏梅三个

姜三片隔夜煎至更盡時温服忌食鷄鵝羊蟹橙麵等物

歌曰　常山草菓通陳朴　國老梅姜截瘧良

瀉痢門

斗門散　治五色痢　地榆　干葛　粟殼　甘草　用水煎服

歌曰　粟殼甘葛榆　五色痢消除

藿香正氣散　治男婦四時感冒及胎前産後一切霍乱吐瀉

藿香　山精（即白朮）　厚朴　陳皮　甘草　半夏　紫蘇　大腹皮

茯苓　桔梗　白芷　姜五片枣二枚不拘時煎服

歌曰　藿香正氣朴山精　橘子甘蘇半茯苓

桔梗陳皮姜與棗　腸鳴霍乱片時停

真人養臟湯　治下痢赤白臍腹作痛　人參　白术　當歸

芍药　肉荳蔻　粟壳　訶子　木香　官桂　甘草　水煎不拘時服

歌曰　養臟木香當荳蔻　桂甘参术芍瞿訶

香連术苓湯　治婦人胎前產後泄瀉　白术　茯苓　猪苓

澤瀉　官桂　蒼术　厚樸　陳皮　甘草　木香　黄連

右药用水二碗枣姜同煎宜食前服

歌曰　香連术苓增二味　却将平胃五苓同

五十五

人參木香散　治痢不止腰腹疼痛内怯手足逆冷

木香　當歸　肉蔻　肉桂　甘草　人參　白芍　白朮　粟殼

訶子　水煎食前服　歌曰　同養臟湯句

白朮健脾湯　治胎前連月痢疾　陳皮　甘草　茯苓

澤瀉　白朮　白芍　蒼朮　厚朴　茯苓　官桂

右藥每服臨起加鹽二指

歌曰　澤瀉桂豬苓　甘草白朮陳

蒼朮并白芍　厚樸与茯苓

治痢疾不拘赤白日夜無度　木香　枳殼中炒　甘草下炙　橘紅中　粟殼

川芎　肉蔻中麵裹煨　但腹痛去青皮加白芍煎服

脾胃門

補中益氣湯　治男婦氣虛骨蒸四肢無力　人參三　黃芪生

當歸三　白朮五　升麻生　柴胡生　陳皮五　甘草炙　水二碗煎食前服

歌曰　補中益氣當歸草　芪朮升麻与參皮

飲食過傷并失節　致令慾火困其脾

治中湯　治脾胃不和心腹疼痛或時嘔吐再加丁香附子去

青陳皮名理中湯　人參　白术　乾姜　甘草　青陳皮

古葯水煎不拘時服

歌曰　理中姜与參　甘草术青陳

嘔吐加丁附　不覺暫時停

四君子湯　治脾胃不調不思飲食　本方再合四物湯名八珍湯

人參　白朮　茯苓　甘草　共爲末每服二錢塩湯調下煎亦可

歌曰　四君參草苓　白朮点塩湯

六君子湯　治病同前　人參　白术　陳皮　甘草　半夏

枳壳　加姜三片大枣一枚不拘時煎服

歌曰　四君去茯加陳夏　枳壳煎之號六君

加減平胃散　經曰四時皆以胃氣為本久下血則脾胃不和及虛損而血不流於四肢卻入於胃而為痢宜服此药滋養脾胃　人參　白朮　茯苓

甘草　木香　檳榔　厚朴　黄連　阿膠　桃仁　陳皮　蒼朮

加姜五片枣二枚去核水煎食前服　加減平胃散白朮換蒼朮

歌曰　加減平胃白換蒼　參膠桃茯呆連榔

寬中安胃散　治飲食少進身熱乏力嘔吐　人參　白朮　甘草

五十七

茯苓　陳皮　厚朴　黄芩　半夏　砂仁　姜三片水二杯煎食前服

歌曰　寬中和胃炒砂仁　四君陳朴半黄芩

参苓白朮散　治脾胃虛弱飲食少進　人參　白朮

茯苓　砂仁　白扁荳　蓮子皮　甘草　山药　桔梗　苡仁

右药成末每服二錢棗子湯送下

歌曰　朮參甘茯苓　白扁薏苡仁

蓮皮　山药　梗　棗子炒砂仁

八珍散　調榮和胃理順陰陽滋血養氣及少進飲食者四物

湯合四君子湯內加香附知母用水一碗姜三片枣二个煎食遠服

歌曰　香附兼知母　四物合君子

咳嗽門

金沸草散　治感冒風寒咳嗽声重痰涎壅盛　麻黄

前胡　荊芥　甘草　半夏　赤芍　旋覆花即金沸草

右药水二碗姜五片枣二枚不拘時煎服

歌曰　麻黄甘草赤芍胡　荊芥姜枣旋覆花

消風百解散　治病同前方在歌內　水二杯姜三片不限時煎服

五十八

歌曰　金沸前胡荊芥芍甘　棗青夏治唾閻粘
消風百解陳蒼芥　麻黃姜梅白芷堪

二陳湯　治男婦痰飲為患嘔吐中脘不快　本方只加南星枳实名導痰湯　甘草　半夏　橘紅　茯苓　烏梅一个　水煎服

歌曰　二陳甘夏橘紅苓　此药專能治病深
一個烏梅姜七片　痰涎頓覺離胸心

華蓋散　治男婦感冒寒邪咳嗽喘急　紫蘇　茯苓　杏仁陳皮　桑皮　麻黃去節　甘草　各等分水煎食前服

歌曰　華蓋桑陳剪節麻　茯甘蘇杏去其渣
　　寒邪感冒增痰喘　效驗如神信可誇

清金定喘湯　治咳嗽痰中有血氣喘身熱　赤芍　桔梗　茯苓
半夏　前胡　甘草　荊芥　旋覆花（絹包）　用清水二碗姜五片孕婦減
半夏名安胎飲不拘時服

歌曰　旋覆夏甘荊　姜煎芍桔苓

旋覆花湯　治男婦傷風咳嗽吐痰氣急寒熱頭痛鼻塞聲重
前胡　半夏　旋覆花（包）　荊芥　桔梗　赤芍　甘草　茯苓

加姜三片水煎食前服

歌曰　旋覆前胡荆芥甘　茯苓半桔芍姜煎

九寶湯　治男婦咳嗽眠卧不得嗽後有血　桑皮　陳皮　官桂

杏仁　烏梅　薄荷　甘草　紫蘇　腹皮　茅根　姜三片煎食遠服

歌曰　九寶桑麻陳桂杏　梅姜薄荷腹甘蘇

杏子湯　治咳嗽不問外感風寒内傷生冷并虚勞吐血痰　五味子　人參　芍药

茯苓　甘草　杏仁　细辛　官桂　半夏　用姜五片水煎食後服

歌曰　五味人參芍药杏　细甘桂夏與茯苓

秦艽扶羸湯　治肺痿骨蒸已成癆疾或身熱声啞体虚自汗四肢倦怠

柴胡　人參　鱉甲　秦艽　半夏　甘草　紫菀　地骨皮

右药加姜五片烏梅一個枣三枚水煎食後服

歌曰

鱉甲秦艽地骨甘　半夏參胡梅紫菀

鷄蘇散　治勞傷肺經痰涎有血　黄芪　貝母　麥門冬　阿膠

甘草　桔梗　生地　薄荷　蒲黄　茅根　姜三片水煎服

歌曰

薄荷芪貝茅根桔　生地膠姜草麥蒲

導痰飲　治産後痰嗽胸膨不寛此方極効　旋覆花須包　陳皮

半夏 荊芥 五味子 前胡 芍药 杏仁 甘草 桔梗 茯苓

加姜五片食前煎服飽加黄連枳實少許

歌曰 加陳加味橘杏仁 旋覆五味白芍陳

一個烏梅姜荊芥 痰涎頓覺快胃思

紫菀湯 治妊娠咳嗽不止 紫菀丌 桔梗生 杏仁生 甘草生 桑白皮生

天门冬丌 防風生 竹茹一團 用水煎好臨服加蜜一匙

歌曰 紫菀桑杏天门桔 甘草防風竹茹蜜

人參保肺湯 治五勞七傷喘氣痰涎骨蒸内熱 大黄 紫菀

寒水石 人參 當歸 白芍 桑皮 柴胡 知母 茯苓 石膏

連翹 桔梗 黄芪 滑石 薄荷 山梔 黄芩 地骨皮 白朮

甘草 川芎 荆芥 清水煎服

歌曰 二十參味保肺湯 加姜煎服去勞傷

虚勞門

十全大補湯 治男婦諸虚不足五勞七傷 人參 白朮 茯苓

甘草 川芎 當歸 芍药 熟地 黄芪 官桂

右药用水二碗姜三片枣二枚同煎食後服

六十一

歌曰　十全大補桂參芪　草朮芎苓熟地歸
芍藥姜棗調水大　五勞七損力衰微

人參養榮湯　治積勞虛損面少顏色四肢倦怠肌肉消瘦飲食無味　人參　白朮　黃芪　茯苓　甘草　白芍　熟地　遠志　當歸　加姜三片棗二枚遺精加龍骨

歌曰　芪甘白朮茯苓參　遠志芍歸熟地陳
九味姜棗二三個　再加龍骨治遺精

黃芪建中湯　治男婦諸虛不足瘦乏力少此藥大能生血補益榮衛

白术 黄芪 肉桂 甘草 當歸 姜三片枣二個煎服

歌曰 白术桂黄芪 甘草枣當歸

黄芪鱉甲散 治虚勞身熱肌膚消瘦四肢煩熱心悸盗汗减食多渴咳嗽 柴胡 桑皮 半夏 知母 黄芪 秦艽 鱉甲 地骨皮 肉桂 人参 茯苓 桔梗 赤白 天門冬 生地 甘草 姜五片去桔苓即人参黄芪散

歌曰 地骨知母桂人参 鱉甲秦艽芪茯苓 甘草桑皮柴胡夏 赤芍生地與天冬

八物湯　治下元冷憊心火上炎渴欲飲水或腎水不能充養常吐咳嗽小便不利　牡丹皮　黑附子　干山药　厚肉桂　大熟地　麦门冬　山茱萸　建澤瀉　用水煎食前服

歌曰　黑附山药桂茱萸　澤瀉牡丹熟門冬

當歸六黃湯　治盜汗之聖药　當歸　生地　熟地　黃柏　黃連　黃芩　黃芪加倍多用　水煎不拘時服

歌曰　當歸六黃生熟柏、芩連芪倍盜汗药

瘡腫門

當歸連翹散　治一切風熱癰瘡大小便結滯及喉舌之症

當歸　連翹　大黄　枝子　芍药　金銀花　姜三片煎食热服

歌曰　當歸連翹芍大黄　支子金銀療毒瘡

托裹散　治一切癰疽瘡癤未成者即散已成者追膿此症多因血虛服之能消風生血　人参　桂心　黄芪　當歸　厚朴　桔梗　甘草　川芎　防風　白芷　金銀花　右為末每服三錢热酒調下不能飲者木香湯服

歌曰　托裡桂芪歸　芎防芷朴参

吉甘調酒下　其効果如神

六十三

槐角丸　治五種腸風下血痔漏脫肛下血並宜治之　槐角炒二兩　地榆

黃芩　當歸　防風　枳殼麩炒各兩　為末酒糊為丸空心米飲湯送下

升麻湯　治肺癰吐膿血等症　升麻　桔梗　薏苡仁　地榆　黃芩

丹皮　芍葯　甘草　金銀花　用水煎服

歌曰　升麻桔梗地榆芩　甘草丹皮薏苡仁

金銀芍葯與同煎　肺癰吐血效如神

升麻消毒散　治產後主發毒氣瘡癧寒熱　升麻　半夏

蒼朮　厚朴　白芷　茯苓　芍葯　陳皮　當歸　甘草　桔梗

干姜　干葛　用水酒同煎不拘時服

歌曰　廾麻和氣半蒼朴　當歸茯苓芷陳皮

干葛干姜四体瘡　陰門濕痒燈心作

産科應騐萬金卷方目録 下卷

子煩子癇子懸子淋子墮惡阻　紫蘇飲　下氣散　安胎飲　丹溪

安胎飲　保生湯　人參橘皮湯　安胎和氣飲　清金退熱飲

小安胎飲　芎歸飲　束胎飲　益元散　來甦散　無憂散

催生如醒散

産後門　醋煎散　黑神散　奪命丹　七珍散　龍齒清魂

散　加減法　加味四物湯　治陰魈脫下　晉玉門不斂　治胎

産身熱頭疼盜汗如雨咳嗽　交加散　芎蘇散　知母茯苓湯

麥煎散　八珍散　三元湯　玉燭散　八珍湯　腹皮飲

茯神湯　芎朝飲　茯苓湯　順氣湯　安胃湯　太和湯　產後調理葯　產後補虛葯　人参百補湯

襍症門　雞蘇龍腦散　平肝飲　半夏橘皮湯　瀉五臟火

産科應驗萬金方下卷

諸經門

芎蘇湯 治經事不准寒熱疼中脘不時疼痛 柴胡 陳皮 枳壳 桔梗 蒼朮 半夏 茯苓 紫蘇 干葛 甘草 川芎 加姜五片水二碗煎不拘時服

歌曰 芎蘇壳吉朮柴胡 甘陳半夏并茯芎

香歸愈痛飲 治小腹腰痛 青皮 陳皮 枳壳 桔梗 甘草 官桂 香附 三稜 蒼朮 烏葯 水煎不拘時服

六十六

歌曰　香附愈痛散　青陳桔殼甘

　　桂烏稜朮劑　服後自然安

通經飲　治經事不通寒熱作疼　紅花　歸尾　牛膝　紫葳

赤芍藥　劉寄奴　甘草　蘇木　官桂　白芷　水酒各一碗煎食前服

歌曰　紅花當歸與牛膝　紫葳志芍刘寄甘

　　蘇木桂枝調水酒　此藥通經逐瘀堪

補宮湯　治婦人月經如崩寒熱　地榆　艾葉　當歸　熟地

川芎　白芍　阿膠　用水煎徐徐服

歌曰　四物湯中膠艾榆　分明即是補宮湯

加味香歸飲　治經事不止寒熱有塊　胸飽去芎　當歸　白芍
川芎　熟地　柴胡　甘草　人參　黃芪　陳皮　枳殼　香附
砂仁　水二碗薑三片煎食前温服

歌曰　香歸芎芍　熟地殼柴胡
　　參芪陳草制　薑炒痛無餘

三元湯　治經血如茄片小便不利口干微熱肋痛並小腹痛
柴胡　青皮　黃芪　人參　當歸　芍藥　川芎　熟地

六十七

烏葯　香附　升麻　木通　滑石　加灯心二結水煎食前服

歌曰　小柴胡草茯苓參　烏葯附通滑石青

　　四物當歸熟芎芍　滋潤（柴）益氣（血）用灯心

人參大補湯　治經事不准淋瀝不浄面黄肉熱乏力瘦弱

人參　白朮　黄芪　熟地　當歸　芍葯　茯苓　官桂或用桂枝

川芎　柴胡　甘草　加姜一片枣一個水煎食前服　若身熱去桂

歌曰　人參大補桂黄芪　草朮芎苓熟地歸

　　芍葯姜枣調不足　五勞七傷力衰微

逍遥散　治血虚月水不調腹痛潮熱　白芍　甘草　柴胡
白术　當歸　茯苓　薄荷　加煨薑五片煎服
歌曰　逍遥白芍草柴胡　白术當歸茯与荷
红花當歸飲　治逐敗血通月經　红花　當歸　赤芍　牛膝
紫葳　甘草　官桂　白芷　蘇木　劉寄奴
石葯水酒各一碗食前煎服〻後再隨量飲酒少許
歌曰　紅花當歸赤芍膝　葳甘蘇木桂枝奴
解毒四物湯　治經水不住崩漏不止　黄連解毒湯加四物湯食前煎服

六十八

烏鷄丸 治婦人經事不調日晡潮热咳嗽有痰 銀柴胡 胡黄連 人参各二錢 麦冬去心 當歸 白芍炒 茯苓 香附童便浸炒 秦艽 地骨皮 貝母姜汁炒去心 陳皮 知母酒炒 黄柏酒炒 条芩各錢半 五味一錢 黄芪二錢 用白毛烏骨童子鷄一只去毛腸肚雜將頭尾脚拌剁碎和药入瓶用煮酒四碗好醋三碗炭火煨干將瓶內药傾出晒干為末醋和為丸每服百丸空心淡醋湯下

通經丸 治婦人室女經候不通臍腹疼痛或成血瘕 川椒 牛膝 蓬朮 當歸 甘姜 大黄 青皮 桃仁 川烏 桂心各等分 共為末米醋為丸如桐子大每服五錢淡醋湯下或酒下亦可

血淋門

五淋散　治小便不通或冷淋或熱淋　赤茯苓　赤芍药　當歸

山梔　甘草　用水煎不限時服

歌曰　五淋梔芍茯甘當　淋瀝頻頻搠血尿

膠艾湯　治婦人衝任虛損崩傷淋瀝赤白帶下名補宮湯

艾叶　阿膠　赤石脂　當歸　蘜芎　川芎　熟地　蒲黄　地榆

甘草　石菖蒲　小薊草　水煎不拘時服服過隨量飲酒少許

歌曰　艾叶膠物甘陳酒　二蒲榆薊石脂靈

六十九

百补湯　治血淋白濁　阿膠　地榆　陳皮　川芎　當歸

芍药　熟地　用水煎食前服

歌曰　芍药芎歸膠地榆　熟地陳皮淋疾愈

當歸芍药湯　治淋病去三四日之色内热口干小腹日夜并痛難痊

當歸　芍药　川芎　熟地　人參　黄芪　香附　柴胡　食前服

歌曰　四物當歸芍药湯　參芪柴胡補勞傷

滋榮湯　治淋病不止日夜無度面黄乏力　當歸　川芎　白芍

熟地　柴胡　防風　升麻　水煎宜食前服

歌曰　歸芎柴熟地　防芎與升麻

涼血地黃湯　治血崩不止腎水陰虛不能鎮守胞絡故血崩而走也

生地　當歸　黃連　黃柏　知母　槀本　川芎　升麻　柴胡

羌活　防風　黃芩　甘草　細辛　荊芥　蔓荊子　紅花

右藥用清水煎宜食前服

歌曰　生地當歸槀本柏　羌活升麻荊芥連

柴胡紅花蔓荊子　知母防芩細與甘

大腹皮飲　治婦人血瘕及單腹痛　腹皮　防己　木通　厚朴

大黄 陳皮 瓜蔞仁 桑白皮 黄芪 枳壳 青皮 五味

右药用水二碗酒半杯宜食前煎服

歌曰

大腹大黄樸 桑白瓜蔞仁

防己與芪壳 五味二青陳

治白帶方 官桂 知母 香附 黄柏 白芍 水煎臨服加砂糖七匙

治白濁方 紅雞冠花 白雞冠花 白槿樹花 白扁豆花

白蜀葵花各七朵 川椒七粒 胡椒七粒 用好酒煎服

治白淫方 花椒 糙糯米 各等分研為末醋糊為丸如桐子大每

服三十丸或四十丸用淡醋湯下空食前服〻後要靜坐一小時〻久為妙

人參當歸丸　治婦人一切諸淋白濁白帶日夜無度髓冷腰疼小腹膨脹內热頭眩或淋成五色者俱可治之　人參三兩　白朮一兩　當歸頭四兩

白芍四兩　川芎四兩　熟艾二兩　石菖蒲二兩　干山药四兩　吴茱萸四兩　上药共為細末

用糯米飲為丸如桐子大每服六十丸米飲湯送下

治產後白帶　白葵花　當歸　白芍　川芎　熟地　人參　白朮

牛膝　杜仲　香附　砂仁　用水煎服

治血崩方　訶子〻　榆地〻　烏梅五个　紫蘇〻　水煎服

治血崩不止　當歸　川芎　白芍　熟地　白朮　白方　甘草　白芷　厚朴　阿膠各一錢　加葱白三根水二杯煎服

胎前門

川芎茶調散　治胎前産後偏正頭疼　川芎四錢　防風二錢　荊芥四錢　白芷一錢　羗活一錢　香附去毛　薄荷一錢　甘草炙一錢　共爲末每服二錢食後茶調下　若作煎劑加麦芽一撮尤妙

歌曰　川芎茶調香附子　荊芥甘羗芷薄荷　一盞清茶食後調　頭疼偏正俱攻破

葱白散　治胎前產後血氣疼痛宜宿冷頭眩癖瘕　川芎　當歸
熟地　芍药　三稜　蓬术　神曲　麦芽　青皮　枳壳　人参
茯苓　干姜　官桂　木香　川楝子　厚朴　小茴香　加葱白二枝
用水煎宜食前服之

歌曰　葱白参茯四物湯　麦芽神麯小茴香
　　　呆青干桂并蓬术　枳壳還須苦楝同

玄胡索散　治胎前產後血氣攻心肚疼腹痛　川芎　當歸　赤芍
熟地　桃仁　枳壳　玄胡索　木香　官桂　加姜三片食前煎服

七十二

歌曰　血氣攻心腹痛難　玄胡索散便能寬

芎桂木壳姜三片　赤芍桃仁熟地官

朮苓湯　治胎前産後洩瀉不止　陳皮　蒼朮　厚朴　甘草　猪苓

澤瀉　茯苓　白朮　官桂　水煎宜食前服

歌曰　五苓平胃散　胎産泄時傳

四物湯　治調經懷孕成胎前産後一切血氣並治

川芎　當歸　芍药　熟地　水煎食前服

歌曰　四物川芎芍　當歸熟地煎

治子煩子癎子懸子淋子隨惡阻　用茯苓二　防風　麥冬　条芩各二

竹叶湯送下不拘時服　治子癎用砂仁白术散　治子懸用紫蘇飲

治子淋用安胎和氣飲　惡阻方見後

紫蘇飲　治胎氣腠上心腹脹滿名曰子懸此药有安胎拯死之功又名八寶

飲　人參　甘草　當歸　川芎　芍药　紫蘇　陳皮　大腹皮

右药加姜三片葱白二根水煎不拘時服

歌曰

紫蘇飲橘草歸芎　芍药人參大腹同

胎上脹滿子懸病　臨生累日不能通

七十三

下氣散　治妊娠心腹脹滿兩脇妨悶不下飲食四肢無力　半夏　青陳皮
赤苓　甘草　官桂　赤芍　桑白皮　大腹皮　紫蘇　羌活　檳榔
右药加姜三片棗二枚灯心一结水煎宜遠食服

歌曰　下氣桑皮赤茯苓　桂甘半夏二青陳
大腹紫蘇檳羌活　妊娠一切病根除

安胎飲　治胎動不安或見血水黃水或純下鮮血腰腹疼痛　川芎　當歸
白芍　熟地　黃芪　白术　茯苓　阿膠　艾叶　地榆　甘草　姜三片水煎不拘時服

歌曰　安胎四物榆膠艾　芪甘术苓甘用水煎

丹溪安胎飲　治孕成之後或胎氣不安或腹微痛或腰疼至五六個月常服數帖　川芎　當歸　芍藥　熟地　人參　白朮　砂仁　陳皮　甘草黃芩　紫蘇　加姜一片水煎食前服

歌曰　四物四君茯苓無　砂仁姜片共芩蘇

孕家以此仙方治　胎氣將危總得扶

保生湯　治經候不行二三月之間身多病眾病脉浮大而六部俱匀此孕婦之脉也精神如故但惡聞食息或吐嘔痰水名曰惡阻　人參錢　白朮半　茯苓半甘草錢　香附半　陳皮半　厚朴半　門冬半　丁香半　加姜五片水煎食前服

七十四

歌曰　香附朮甘陳茯苓　厚朴丁香參麦门

人參橘皮湯　治孕婦惡阻　人參三 白朮三 茯苓千 甘草三千 橘红三 厚朴二

麦门冬二　加姜五片淡竹茹一團水煎不拘時服

歌曰　人參橘皮去丁附　加茹即是保生湯

安胎和氣飲　治有胎而感寒氣飲食少進五方而兼寒热　陳皮　蒼朮

甘草　厚朴　桔梗　枳壳　香附　木香　當歸　熟地　白朮　黄芩

右藥加姜三片炒砂仁五粒　搗碎同水煎不限時服

歌曰　陳蒼甘樸桔　壳附木歸朮

熟地與黄芩　砂仁進飲食

清金退火飲　治受胎身熱有汗咳嗽腹痛有痰　柴胡　人參　黄芪
熟地　茯苓　川芎　白术　桔梗　知母　五味　甘草　貝母　麥冬
水煎食後服若飽去熟地

歌曰　柴甘參术貝　芎苓芪桔知
麦门并五味　身熱即時稀

小安胎飲　治受胎不安非時轉動無故下血腰疼腹痛四肢懈怠心煩
湯加砂仁　陳皮　白茯苓　阿膠　葱白五根食前煎服

歌曰　四物加砂仁　阿膠陳茯苓

芎歸湯　治妊娠胎動者即安死胎即下或心腹疼痛

川芎　當歸　加紫蘇數叶　水酒煎服

歌曰　增損四物芎歸葯　胎動心疼也不妨

来胎飲　受胎八個月宜服之　大腹皮　人參　白术　白芍

紫蘇　甘草　當歸身尾加枳殼　砂仁　青葱五叶　黄楊梢五个

春加川芎　夏加黄芩　水煎不拘時服

益元散　坐褥之月宜服之　當歸一兩　黄芩八分　陳皮七分　香附一兩

甘草廿分 体虛加 人參 煎 食前服

來甦散 治姙娠欲產未產由氣逆也當順其氣自然安

木香 神麴 陳皮 白芍 阿膠 黃芪 生姜不炒炙 甘草

糯米一撮 煎好悶口灌之連進即愈

無憂散 治產時尚未落胞水先放盡此药主之 當歸五分 川芎五分

木香廿分 白芍五分 甘草廿分 血餘廿分 乳香另研廿分 清水煎服

催生如醒散 治姙娠難產累日不下此药主之用秋蜀葵子

為末每服二錢不拘時候温酒送下如神

催生炒药

產後門

醋煎散　治產後不下血悶冲心　三稜　蓬术　官桂　赤芍　香附　甘草　烏葯　醋少許　水煎食后服　血甚再加紅花　當歸　青皮　臨服仍加醋一蛤蜊

黑神散　治產婦血暈口噤胞衣不下瘀血作痛不省人事

炒黑豆一合　當歸　芍葯　熟地　干姜炮　甘草　肉桂　蒲黃各分

右共為末每服三錢用酒与童便各半鍾煎好漸漸熱服或牙関緊急以筋幹開灌之

歌曰　黑神芍桂與干姜　黑豆蒲黄甘草地
產後腰疼胞不下　沾唇真個是良方

奪命丹　治產後胞衣不下敗血流入胞衣中脹滿不得出心中疼痛難治　射香(牛)　白芷(卞)　官桂(去皮)　百草霜(一兩)　共為末每服二錢溫酒調下空心服胎衣即下

七珍散　治產後虛弱敗血閉於心竅神思不能明又心通于舌心氣閉塞則舌亦強矣故不能言此藥主之　石菖蒲　人參　生地　川芎　細辛　防風　辰砂　共為末薄荷湯送下

歌曰　七珍川芎防細辛　辰砂生地石菖蒲

龍齒清魂散　治婦人敗血衝心或歌舞或談笑或怒罵甚者或踰垣上屋口咬拳打坐卧不安似有禍祟之狀此病五死五生此葯主之先輩云此病不服葯必不能救治

龍齒　遠志　官桂　人參　當歸　茯苓　細辛　麦冬　甘草　延胡索　前葯先將金銀煎百沸湯二碗放葯在内再加姜五片枣二枚射一字煎不拘時服

歌曰　龍遠歸桂參　茯附玄草辛

金銀姜枣射　專門術似神

加減法　産後恍惚譫語舞手掉頭口流涎沫少醒不發有似敗血冲心之狀其實痰犯心胞絡切不可認為敗血衝心而悞用龍齒散也痰犯心胞只此宜服導痰湯若恐甚再加芩連在内候勢稍緩加猪苓澤瀉不通利水以逐痰蓋敗血冲心一任昏迷不能少醒而痰犯心胞亦如此狀但昏迷有時而醒覺也當細心審辨不可悞治

加味四物湯　治新産血虚血暈衝心昏迷不省者　四物湯各壹兩

只壳三兩水二杯煎至杯半沉水冷服蓋産後血虚因熱火冲上逆故冷服之

醫玉門不斂　此症因血氣不足故也用　補中益氣湯倍加升麻

一用八物湯仍加升麻

醫胎產生長頭疼盜汗如雨咳嗽　黄芪　五味　甘草　麻黄根

白芍藥　牡蠣　白朮　茯苓　柴胡　地骨皮　加浮小麥一撮

清水二杯煎不拘時服

歌曰　五味麦芪朮柴苓　甘蠣地骨石黄根

交加散　治生產一月敗血流入經絡小腹作痛兩腿酸疼　青陳皮各下

川芎各下　白朮一錢　只壳一錢　當歸洗錢　干姜湯泡二錢　官桂八下　茯苓錢　蒼朮泔水　半夏姜錢

厚朴姜一錢 人參五分 羌活一錢 甘草三分 薄荷一錢 姜三片酒少許不拘時煎服

歌曰 敗血歸苓殼柴胡 青陳芎藥桂蒼荷

半夏厚朴羌獨活 芎姜甘草參去芦

芎蘇散 治婦人產後寒熱頭疼骨痛胸飽等症 陳皮 半夏 茯苓

甘草 只殼 桔梗 干葛 柴胡 川芎 紫蘇 姜五片水煎食後服

歌曰 芎蘇吉殼葛柴胡 甘橘生姜及茯蒐

半夏同煎治諸熱 痰涎感冒不能無

知母茯苓湯 治婦人產後身熱致吐痰咳嗽或時見血自汗喘急

知母 茯苓 川芎 五味 人參 薄荷 柴胡 麦門冬 甘草
半夏 阿膠 黄芩 白术 桔梗 款冬花 加姜五片水煎食後服
歌曰 知母茯苓五味芎 人參薄荷麦门冬
款柴夏甘膠蒼术 吉更姜煎極有功

麦煎散 治婦人產後虛熱盗汗如雨臉前并男子俱可用之
黄芪 白术 麻黄根 軟柴胡 甘草 牡蠣粉 地骨皮 芍药
茯苓 浮小麦（除汗） 水煎不拘時服
歌曰 麦煎芪麻术黄根 地骨甘蠣芍柴苓

八正散　治産後大小便不通男子亦可用經云膀胱熱則小便澁此药主之胎前勿用　滑石　萹蓄　木香　山梔　車前子　甘草稍　瞿麦　大黄　河水二碗灯心一結煎好不拘時服

歌曰　八正車瞿滑蓄通　燈心支草大黄同

三元湯　四物湯合小柴胡湯　治産後冒風勞碌頭疼寒熱惡路不行肚痛等症　川芎　當歸　芍药　熟地　柴胡　甘草　半夏　人參　黄芩　水煎食前服

歌曰　芍药芎歸半夏參　胡甘熟地与黄芩

八十

玉燭散　本方合四物湯與小順氣湯治産後大便閉結

川芎　當歸　芍藥　熟地　厚朴　只實　大黄　用水煎服

八珍湯　治産後不語蓋心爲主而神明出焉内候血海外應于舌産後敗

血停蓄上干於心心氣閉澁則舌强不語但服八珍湯一月即痊

人參　石菖蒲　生地　川芎　硃砂　防風　細辛　甘草炙　共爲細末

每服一錢薄荷湯調下不拘時服

歌曰　八珍細參草硃芎　薄荷菖蒲生地風

中膈不寬歸易地　不言産婦最多功

腹皮飲　治產後腹脹發浮小便不利氣急胸飽身熱

紫蘇　桑皮　五味　桔梗　甘草　草菓　陳皮　腹皮　茯苓

加姜三片入塩少許煎服若小便不利加木通滑石可也

歌曰　腹皮紫苏桑五味　吉更甘草茯陳苓

飛塩少許同姜煎　氣急虛浮食可思

茯神湯　治產婦不能言語身熱此病血裏心竅多服此药無事

石菖蒲　人參　當歸　川芎　辰砂　遠志　白芍　牡丹皮　黃連

用水与姜汁同煎宜食前服

八十一

歌曰　芎歸遠志石菖蒲　辰砂參芎牡丹煎

芎胡飲　治産後受驚寒熱胸飽骨病　人參　柴胡　陳皮

只实　吉更　紫苏　半夏　茯苓　干葛　甘草　川芎

右药加姜枣同煎不拘時服飽滿去參加砂仁五粒炒末

歌曰　芎參壳吉半柴胡　姜末陳甘葛茯蘇

茯苓湯　治産後發熱乳汁不通謂蒸乳　當歸　川芎　白芍

熟地　柴胡　黄芩　木通　水煎食前服

歌曰　芎归柴芍地黄芩　木通蒸乳効如神

順氣湯 治產後氣不調和寒熱胸飽 桔梗 檳榔 當歸
只實 蘇子 青陳皮 蔔子 烏药 香附 防風 木香 甘草
腹皮 黃芪 赤芍 加黃連川芎去黃芪 棗子一个 煎食後服
歌曰 順氣飲子桔檳榔 二只芎蘇陳与當
烏药風香甘茯半 腹青姜枣芍蔔黃

安胃湯 治產後下血如赤豆汁 人參 白术 川芎 官桂
白芍 當歸 茯苓 臨服加陳米一撮食前服
歌曰 胃風參术芎官桂 米芍歸苓等分和

太和湯　治產婦中暑不省人事　厚朴　半夏　杏仁
砂仁　甘草　萹蓄　香薷　藿香　茯苓　人參　木瓜
右加姜三片水煎不拘時服
歌曰　太和半朴杏砂仁　草萹藿瓜薷茯參
產後調理藥　當歸　川芎　白芷　官桂　蓬术　丹皮　茯苓
甘草　腹痛加玄胡索　發熱加柴胡黃芩　飲食不進加炒砂仁陳皮　煎服
產後補虛藥　黃芩　歸身　川芎　甘草　茯苓
人參百補湯　人參　白术　甘草　黃芪　陳皮　川芎　白芍

白茯苓 熟地 柴胡 黄芩 香附 只壳 桔梗 水煎服

歌曰 人参百补术甘归 熟地芎柴茯橘皮
白芍黄芩香附桔 生姜只壳更黄芪

襍症門

鷄蘇龍腦散 治男婦衂衄吐血等症 紫蘇 人參 麦冬

阿膠 黄芪 蒲黄 甘草 地骨皮 柴胡 木通 薄荷 水煎食前服

平肝飲 治悲哀傷肝胸膈疼痛并兩脇肋痛 防風 桔梗

木香 梹榔 只壳 官桂 白芍 人參 甘草 當歸 陳皮

八十三

川芎 水煎食前服

半夏橘皮飲 治頭暈吐血嘔 四君子湯 橘皮 半夏

紫蘇五片 砂仁五粒 加姜三片煎服

瀉五臟火方药 黃連心火 黃芩肺火 芍药脾火 柴胡肝火 知母腎火 黃柏

薛古愚加減方

若經候將來作痛者血熱也四物湯 桃仁 香附 黄連

若經水不調血水淡白宜補氣血藥 當歸 川芎 白芍 人參 黄芪 香附 腹痛加阿膠 艾叶 玄胡索

若經水不及期而至者血熱也四物湯加 黄連

若經水過期而至者血虛也治用 當歸 川芎 人參 白术

若經水過期方來乃是血虛宜補氣血四物湯加 黄芩 陳皮 升麻

若經水過期有紫黑塊血熱作痛四物湯加 香附 黄連

若月水臨期腰疼腹痛是氣鬱滯四物湯加 紅花 桃仁 蓬术

玄胡索 香附 木香 如熱加黄芩 柴胡

若月水來時肚腹甚痛四物湯加 陳皮去白 玄胡索炒 甘草炙 木香附

烏药 水煎臨服入童便半盞食後服之

若婦人腹痛如有積聚 玄胡索散治之 又用蘄艾燒瓦片熨小腹即愈

若月水過期來而色淡者痰多也二陳湯加 當歸 川芎

若肥壯經閉者導痰湯加川芎 黄連 生姜五片煎食後服

若肥壯飲食過度月水不調乃是濕痰治用　當歸　蒼朮
川芎　白朮　茯苓　半夏　滑石　香附
若肥壯稟賦盛厚恣於酒食月水不調謂之軀脂滿溢流塞於子宮
宜行濕燥皮　南星　半夏　蒼朮　滑石　防風　羌活
若月水將行而作痛者治用　香附　青皮　只殻　川芎
烏藥　紫蘇
若月水不通皆因寒氣於內四物湯加　蓬朮　干姜　甘草
室女去之生姜三斤煎服

若經候多如崩去四物湯加 香附 干姜 甘草 粟米百粒

若月水逆行或血腥或吐嘔用 當歸 川芎 赤芍 熟地

三稜 蓬术 紅花 烏葯 人參 官桂 白芷 荆芥

此方用湯加減爲妙 又方用韭菜根汁服之立効

若婦人陰虛月水不通小便短澁身体疼痛四物湯加 白术五

蒼术五 香附二 牛膝二 烏葯五 陳皮五 龜版五（炙） 甘草五

木通五 水煎服

若黑瘦性急之人月水不調而不能成孕謂之子宮乾澁不能

攝受精華宜服凉血降火之药四物湯加 白术 甘草 半夏
黄芩 桔梗 香附 姜三片煎服
若臨經時先腰疼脇痛甚則腹內亦痛宿經二三日治用
生地三 丁香半 歸身乙 香附乙 羌活乙 玄胡索乙 杜仲乙 防風
牛膝乙 柴胡五 全虫下 煎食前服
若臍下痛陰户冷白帶下治用 黄柏上 玄胡索下乙 苦楝子下 當歸中
白芍中 附子下 肉桂下 甘草炙中 熟地酒浸上 香附醋炙上 水煎食前服
若月水不調四肢懶怠無力治用 全虫下 生地中 熟地中 甘草梢下

八十六

當歸中 甘草炙下 黄芪上 柴胡上 升麻中 人參中 黄柏中 知母中 羌活中

防風中 白芍中 丁香下 五味廿粒 水煎食後服

婦人胃氣弱有痰惡心嘔吐治用 白术上 半夏上 陳皮上

砂仁 神曲 麥芽一撮 姜三片 食遠服

婦人血氣攻痛并兩脇刺痛者治用 歸身上 白术上 川芎中 玄胡索上

陳皮上 木香中 丁香下 乳香下 香附上 為末每服一錢温酒調食前服

婦人血氣不足身體煩熱四肢倦怠飲食少進四物湯加 人參上

黄芪中 柴胡中 甘草下 陳皮上 地骨皮 水煎食前服

若經事淋瀝滴点不已小腹作痛月水太過不干乃血氣俱虛宜以四物湯加

人参上 白朮上 甘草中 陳皮上 香附上 艾叶上 阿膠 水煎服

婦人血氣虛冷時發刺痛寒熱往来勞倦四物湯加 柴胡中 玄胡索中

烏药中 丹皮中 陳皮中 白芷中 白术上 官桂下 干姜下 桔梗中 甘草下 姜三片

水煎宜食遠服

若婦人血崩不止四物湯加 香附末 蒲黄 白术 黄芪 地榆

人参 升麻 水煎食前服甚者加 棕灰一錢

若有孕發熱治用 黄芩中 砂仁上 白术上 麦冬上 歸身上 白芍上

八十七

茯苓下 甘草下 清水煎不拘時服

若有孕五月者肚腹上下疼痛治用 當歸上 白芍上 茯苓上 甘草下 紫蘇下 砂仁上 食前服

若有孕嘔吐頭疼眩暈治用 橘红上 砂仁上 人參上 白术上 茯苓下 甘草下 紫蘇上 厚朴下 門冬下 竹茹一團 姜三片 枣一个 食前服

妊娠惡路不止嘔吐不食有時下血四物湯加 白术上 茯苓上 甘草下 黄芪上 阿膠上 地榆上 陳皮上 砂仁上 食後服

妊娠吐血四物湯加 天冬下 麦冬下 黄芩上 小薊花上 甘草下 阿膠下 蒲黄上 水煎食前服

有孕而心痛治用　芍药上 砂仁上 陳皮上 草冠下 黄芩下 甘草下 茯苓下 山枝下 丁香上 紫蘇下 白术中 吴茱萸五粒 水煎食前服

妊娠左脅疼痛治用　川芎下 芍药上 只壳下 陳皮上 茯苓下 甘草下 香附中 砂仁上 水煎服

有孕大便下血治用　川芎上 生地上 升麻下 地榆上 芍药上 甘草下 槐花上 白术上 陳皮下 茯苓下 水煎食遠服

有孕泄瀉治用　白术上 白芍中 砂仁上 茯苓上 甘草下 人參上 陳皮上 蒼术上　共為末每服二錢灯心湯食前服

產後口眼喎斜　當歸上　人參上　白术中　半夏上　陳皮上　甘草下

羌活中　防風上　天麻上　干姜上　貝母上　升麻下　姜三片食前服

治產後頭疼暈眩　當歸上　川芎上　地黃上　紅花上　人參上　黃芪上

白术上　陳皮上　甘草下　姜三片食前服

治產後乳汁不下　通草下　瞿麦上　吉更上　青皮下　白芷下　木通

赤芍下　天花粉上　連翹下　甘草下　水煎食後服

產後頭疼身熱四物湯加　及不思飲食食　柴胡　半夏　煎食遠服

治產後補虛補药用　當歸　川芎　熟地　甘草　桔梗　香附

阿膠　艾叶　棗二枚食前煎服

治産後血多不止用　當歸　川芎　熟地　甘草　人參　柴胡

黄芩　半夏　官桂　只殻　延胡索　烏梅一个　水煎食前服

治産後惡路不多肚腹疼痛　當歸　川芎　生地　甘草　香附

玄胡索　官桂　青皮　蓬术　只殻　芍药　烏梅一个　水煎食遠服

四物湯　能益榮衛滋血氣及月水不調腹痛等症此治　熟地　大能

調血如臍下痛非此不能除乃通腎經之药也　川芎　治風泄肝木也如

血虚頭痛非此不能除乃通肝經之药也　白芍　和血理肝如腹中虚

八十九

痛非此不能除乃通脾經之藥也 當歸 活血若血刺痛如刀非此不能除乃通腎經之藥也 水兩鍾食前煎服 具加減于後婦人宜常服之

春倍川芎脈弦頭痛 夏倍芍藥脈洪飧泄 秋倍地黃脈浮澁血虛

冬倍當歸脈沉細寒而不食 又春則防風四物湯加防風倍川芎

夏則黃芩四物湯加黃芩倍芍藥 秋則天冬四物湯加天冬倍地黃

冬則桂枝四物湯加桂枝倍當歸

婦人血虛而腹痛微汗而惡風四物湯加蓬术 官桂 水煎服

婦人頭風眩暈四物湯加 秦艽 防風 姜三片水煎服

婦人血氣虛弱起則乏力四物湯加 黃連 山梔 水煎服

婦人虛寒脉微自汗氣難布息清便自調四物湯加干姜附子 煎服

婦人腹中虛身體沉重無力身涼微汗四物湯加 白芍 白茯苓

麥門冬 水煎食遠服

婦人骨蒸四物湯加 地骨皮 牡丹皮 煎服

姙娠胎動不安下血不止四物湯加 艾叶 阿膠 黃芪 葱白頭二根煎服

若血臟虛冷崩中去血過多四物湯加 艾叶 阿膠 水煎服之

若産後虛勞日久而脉浮細者用 柴胡四物湯調理

九十

若婦人筋骨肢腳痛極頭痛脈弦形寒如瘧四物湯加 防風
羌活 加姜一斤煎食遠服
婦人血虛上衝心腹肋下脹滿四物湯加 木香 檳榔 煎服
若婦人臍下虛冷小腹疼痛以及腰脊間悶痛四物湯加
玄胡索 苦楝子 為末酒調空心服三錢
若有氣衝經脈月事頻併臍下多痛四物湯内倍加芍药 煎服
若經事欲行臍腹絞痛者血澁也用 八物湯 四物湯加入
玄胡索 苦楝子 檳榔 木香 共為末空心酒調每服三錢

月水過多別無餘症四物湯加　黄芩　白术　爲末空心酒調下三錢

月水澁少四物湯加　白葵花　紅花　血見愁　清水煎服

若婦人氣弱虛勞咳嗽喘急四物湯加　厚朴（薑汁炒）　枳實　共爲末每服酒調空心服下三錢

月水暴下而腹痛四物湯加　黄連　水煎服

月水如黑豆汁者四物湯加　黄連　黄芩　共爲末灯心湯下三錢

月水澁少而面色不和者四物湯加　熟地　當歸　水煎服

月水適來適斷或有往來寒熱者用　小柴胡湯先服以去其寒熱

九十一

四物湯後服以和其血氣

婦人有血積者四物湯加 三稜 蓬朮 官桂 干漆 或煎或丸

婦人因汗下傷寒飲食減少而血虚者八物湯四物湯加 黄芪

甘草 茯苓 白朮 各一錢爲散煎服

姙娠傷寒表虚自汗頭疼項强而脉浮弱此太陰經本病四物湯

四兩加 桂枝 地骨皮 各七錢分八服煎服

姙娠傷寒頭疼身熱無汗而脉浮緊此太陽經本病四物湯四兩加

麻黄 細辛 各五錢分八服姜煎熱服

妊娠傷寒中風濕之氣肢節煩疼脉浮而熱頭痛四物湯四两加
防風 蒼术 各五錢用姜分服煎飲
妊娠傷寒胸脇滿痛而脉弦此少陽經本病四物湯四两加 柴胡
黄芩 各五錢用姜分煎
妊娠傷寒大便硬小便赤氣滿脉沉數此太陽經本病四物湯四两
加 大黄五 桃仁一个 杏仁十粒 分煎
妊娠傷寒汗下咳嗽不止四物湯四两加 人參 五味 各五錢分煎
妊娠傷寒汗下後不得眠四物湯四两加 梔子 黄芩 各五錢分煎

九十二

姙娠傷寒發汗下後虛痞脹滿此陽明經本病四物湯四兩加

厚朴姜汁製 枳實麸皮炒 分煎

姙娠傷寒自熱大渴而脈長大四物湯加 石膏 知母 各五錢分煎

姙娠傷寒小便不利此太陽經本病四物湯加 茯苓 澤瀉 各五錢分煎

姙娠傷寒小便赤如血狀此太陽經本病四物湯加 琥珀 用綿裹

用鉄槌打碎分煎

姙娠傷寒四肢無力拘急身凉微汗腹中疼痛脈沉而遲此少陰

經病也四物湯加 附子 官桂 各五錢分煎

姙娠虛熱用　茯苓補心湯　四物湯合紫蘇飲　煎服

姙娠四肢腫痛不能舉動四物湯加蒼术　水煎服

若胎氣令人有子用　八珍湯　四物湯各二兩　四君子湯各一兩

炒砂仁五錢分煎

若熱與血相搏口舌乾渴惟欲飲水用四物湯加　天花粉　麦門冬

用河水煎服

產後腹中刺痛惡路不下用四物湯加　當歸　川芎　水煎服

婦人血崩四物湯加　生地　蒲黄炒　黄芩　水煎服

產婦頭暈項强四物湯加　柴胡　黄芩　加姜煎服

婦人因熱生風四物湯加　柴胡　防風　川芎　姜煎服

產婦大便閉澁四物湯加　大黄　桃仁　姜煎服

產婦滑瀉四物湯加　官桂　附子　茴香煎服

婦人嘔吐四物湯加　白术　人參　生姜煎服

婦人傷寒後大渴四物湯加　知母　石膏　量用煎服

婦人虛寒而似傷寒者四物湯加　人參　柴胡　防風　水煎服

產婦發寒熱者四物湯加　生姜　丹皮　柴胡　水煎服

產婦盡煩不得安眠四物湯加　淡竹叶十片　人參　水煎服

婦人或因傷酒或因產亡血或盡勞五心煩热四物湯加　黄連　生地　胡黄連　水煎服

婦人血盡心腹疼痛難忍四物湯加　當歸　干姜　水煎服

婦人諸痛有濕者四物湯加　白术　天麻　茯苓　川山甲以灰炒　酒煎服

婦人目赤暴發而作雲翳疼痛不可忍者用四物湯各五錢

龍膽湯　羌活　防風　草龍胆　水煎服

種子妙訣

夫人生于世而夫婦之倫具焉既有夫婦則生嗣以繼宗祧養生送死亦攸賴焉書曰不孝有三無後爲大多見世人有夫婦之道而交情不得種子之術致絶後裔良可惜哉余具自種子妙法使夫婦各得其欲而有螽斯之盛其或有寡男者皆因夫婦交合不得其法或男子情意先動而精氣走泄婦人情意不動玉門不啓精雖充而玉門不納故不成胎或婦人情意先動而陰户自開男子情意不動婦與

已過縱然精盛而陰戶固閉不納亦不能成胎故無子者先須
補養自己真氣壯實而女子亦要調燮補養其身然後交感
無不應驗若陰血先至陽精後充則血裹于精〻入於骨而成女
男矣陽精先至陰血後充則精裹於血〻歸于本而成矣
若陰陽並至則非男非女也上士深究其理情正美而欲泄則納
玉莖至婦人極樂處若要男用犬陰時如婦人經行時五六日
紅脈出收黃水未止之際子宮尚開之時下種子妙法此時行
之得子且血氣盈壯更無疾病若五日之後陰門已合只虛交深

慾而已竟何益哉此廣嗣之要法也

升精法

凡行事畢即便仰卧端正身體虛懸則精上升矣

訣 玉池金液入丹田 配合須還造化源

曰 河車搬下崑崙頂 能教衰老反童顏

薛氏萬金方終

吴縣侯佐君時年五十有五己未歲抄

邯鄲遺稿四卷女科傷寒一袖敍一卷

〔明〕趙獻可撰　〔明〕陶華著

清瑞竹堂抄本

邯鄲遺稿四卷女科傷寒一袖釵一卷

本書爲中醫女科著作。趙獻可（一五七三—一六六四），字養葵，號醫巫閭子，明代鄞县（今浙江寧波）人，著名的『温補學派』的代表人物。他倡導命門學説，并用之於女科。本書爲趙氏晚年所作，書名源於《史記·扁鵲倉公列傳》中記載扁鵲行醫的『過邯鄲，聞貴婦人，即爲帶下醫』一句。是書流傳較少，日本人丹波元胤在《中國醫籍考》中載『趙氏獻可《邯鄲遺稿》，未見』，可見是書之珍稀程度。書中認爲，婦女諸病，多由肝、脾、腎三臟機能失調所致，與命門水火盛衰之關係尤爲密切；又謂，命門爲人體生命之根本。書後附明代陶華編著之《女科傷寒一袖釵》一卷，專論婦人傷寒，亦頗有特色。因腎有主宰婦女發育、生殖之功能，故治療偏重於壯腎益脾，選方多以六味、八味、六君和補中益氣爲主，學術上有所創見。

邯鄲遺稿

邯鄲遺稿卷一

趙養葵先生原本　吴趨吴𣲖孟亮一叅閲

調經總論

凡婦女經事謂之月水又謂之潮水曰月者一月一至也曰潮者取其信也上蓄爲乳汁下行爲月水夫陰必從陽故禀火色而紅血爲氣配氣寒則寒氣熱則熱氣降則降氣凝則凝氣滯則滯氣行則行平和之氣三旬一見應月盈也其行有常故名曰經貴調其氣以行其血血盛氣聚是謂之從從則孕而無損若將理失宜變證閒出爲病不淺有枯閉不通者有淋漓不止者有不

及期與過期者有先通而後止者有錯經而妄行者有紫黑塊而行痛者有全白色而似魚腦者有黄緑色而似牛髓者有肥人痰多血海瀰滿而經閉者有瘦人精氣不聚子宫無血者有因久患潮熱消血者有因久發盗汗耗血者有因脾弱不生血者有因七情氣結而經閉者有瀉痢失血者有年久經不絶者有一生經不至者有來時發譫語如見鬼狀者有臨行遍身痛而浮腫者或赤白淋濁或崩中帶下或七疝八瘕或聚或散作有作無其餘病證未能悉舉其將來而痛者血之滞也塊而下者氣之凝也來後作痛者氣血俱虚也色淡者亦

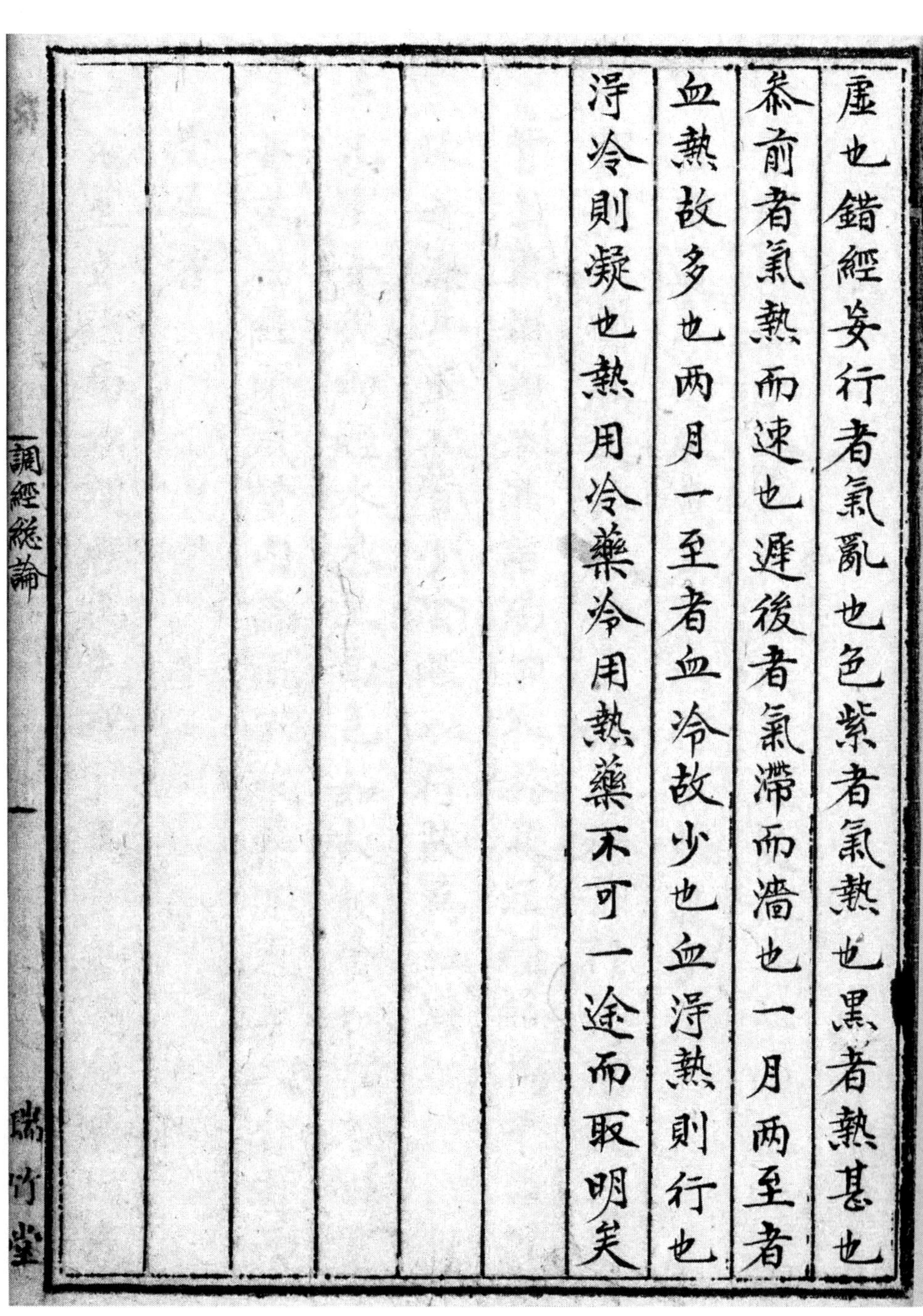

虚也錯經妄行者氣亂也色紫者氣熱也黑者熱甚也
㕘前者氣熱而速也遲後者氣滯而濇也一月兩至者
血熱故多也兩月一至者血冷故少也血得熱則行也
得冷則凝也熱用冷藥冷用熱藥不可一途而取明矣

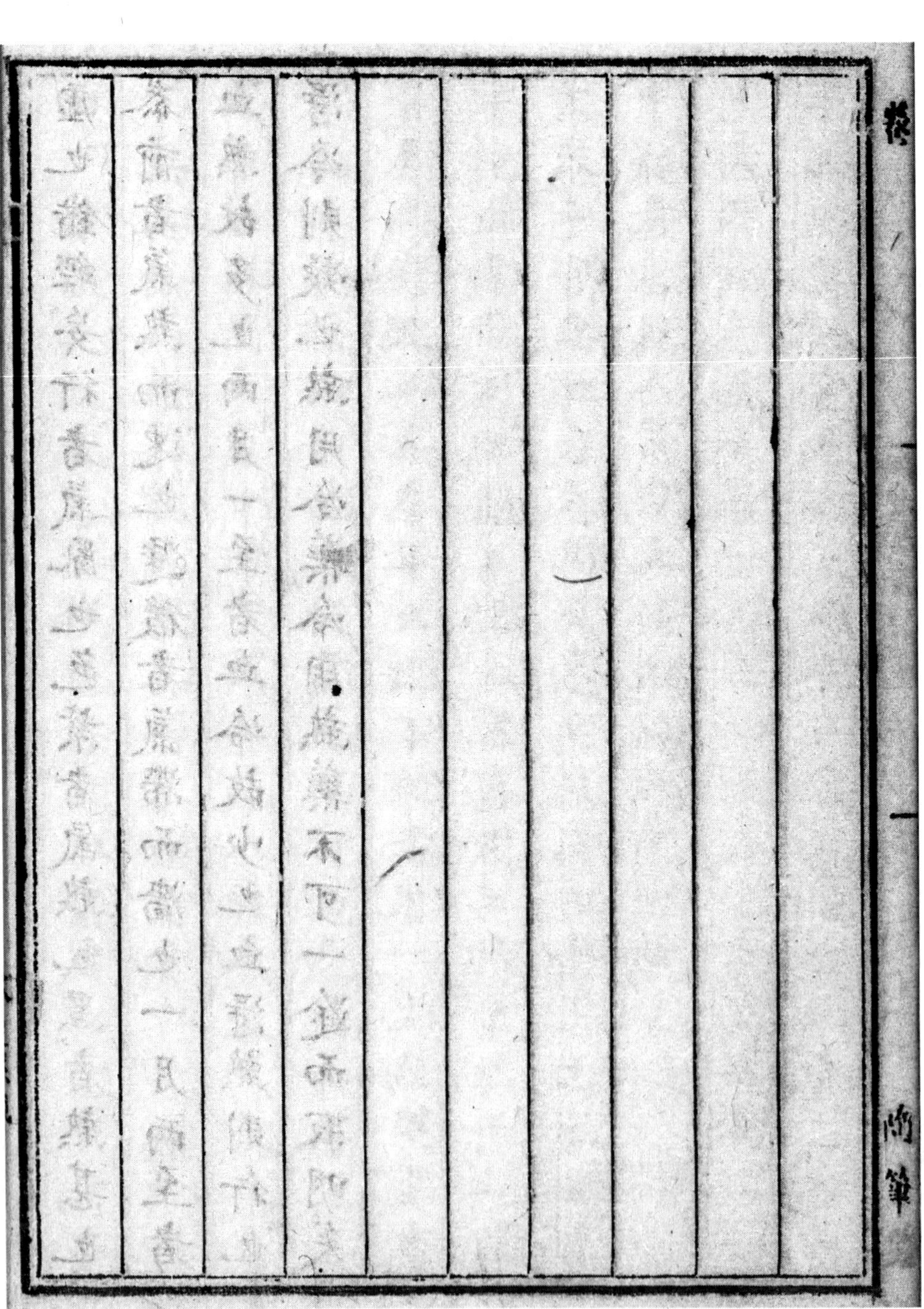

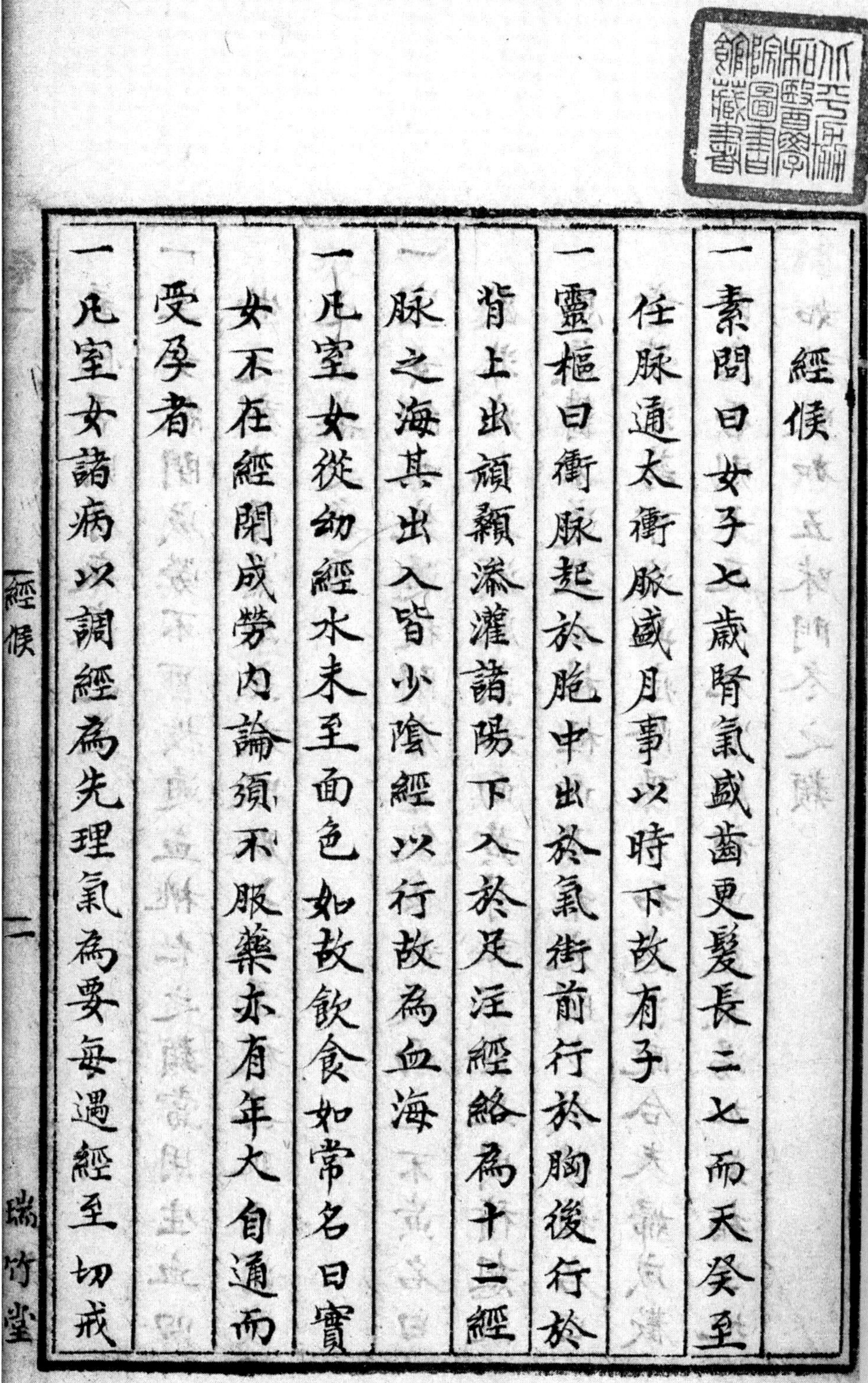

經候

一素問曰女子七歲腎氣盛齒更髮長二七而天癸至任脉通太衝脉盛月事以時下故有子

一靈樞曰衝脉起於胞中出於氣街前行於胸後行於背上出頏顙滲灌諸陽下入於足注經絡爲十二經脉之海其出入皆少陰經以行故爲血海

一凡室女從幼經水未至面色如故飲食如常名曰實女不在經閉成勞内論須不服藥亦有年大自通而受孕者

一凡室女諸病以調經爲先理氣爲要每遇經至切戒

經候　二　瑞竹堂

氣惱否則有癥瘕之患

一室女經閉成勞不可投通血桃仁之類當用生血四物之劑若骨蒸潮熱欬嗽脉七八至視其肌肉消瘦之甚藥之無益

一室女經水先通後閉有二飲食如故面色不黄名曰歇非病也不須服藥如面黄身熱不食此因積想沉思氣欝不遂致血枯極而月水先閉多成勞損名曰童勞非葯可治此症陰陽不和急與配合夫婦成歡即愈否則十死八九宜服補中益氣湯加知柏生地如欬嗽加五味門冬之類

補中益氣湯

黄芪　人參　甘草　白术　陳皮

當歸　升麻　柴胡　生薑　大棗

一室女經水不通五心煩熱宜四聖散

桃仁　紅花　當歸　牛膝

一室女經水淋漓不斷者宜琥珀黑龍丹

琥珀黑龍丹

五灵脂　良薑　地黄　當歸　川芎

入砂鍋内用赤石脂紙筋鹽泥封固火煆紅去火候

冷取去黑色研細入後葯

百草霜　乳香　硫黃生　琥珀　花蕊石

右五味研細入前葯和勻用醋煑糊為丸每服時用炭火煅紅投入薑汁内浸碎以酒童便調服

一寡婦尼姑經閉乃獨陰無陽志欲不遂是以陰陽交爭乍寒乍熱全類温瘧久則成勞肝脉弦出寸口比男十倍難治當開鬱為先後乃調經生血熱亦生死叅半盖由男子精盛則思室女子血盛則慾動也

一娼婦經閉由勞鬱所致盖娼婦本無經閉之理間或有之乃為元氣不足即被男子所傷宜服補血養氣之藥

一經水過期而來有血虛血寒血滯血熱血虛者腹不痛微微身熱宜生血調氣用八物湯加香附或四物湯加黃芪升麻陳皮血寒者宜四物湯加木香陳皮紅花甘草之類或用歸附丸艾煎丸血滯者腰腹疼痛胸膈飽滿宜四物湯加醋炒香附元胡索腹不痛者為血熱宜四物湯加條芩黃連過期而來并色淡者痰多血少也宜補血豁痰治以川芎當歸生地合二陳或加參芪阿膠肥人過期是氣虛挾痰也以二四湯去熟地加香附參芪或二陳加芎歸蒼附南星瘦人過期是熱多血少也宜四物加歸地芪草少佐

桃仁紅花更有一二月不至三四月不行用艾煎丸

醋附丸甚或骨蒸發熱更兼白帶宜四物加杜仲續

斷巴戟丹皮柴胡香附白朮地骨皮

八物湯

人參 白朮 茯苓 甘草 當歸

芍藥 地黄 川芎

四物湯

當歸 芍藥 地黄 川芎

歸附丸

香附醋童便各一斤煮四分之一下艾葉一斤煮乾

取出入當歸地黄各酒浸川芎搗爛醋酒糊丸

艾煎丸

熟艾　吴茱萸泡淡　石菖蒲　橘紅　人參

當歸　白芍　熟地黄　川芎

爲丸如惡心嘔吐加丁香半夏生薑

二陳湯

半夏　橘紅　茯苓　甘草

二四湯

即二陳合四物湯

醋附丸

香附醋浸透以醋糊丸淡湯下

艾附丸

前方加艾當歸治症同

一經水先期而來有血熱有氣傷血海血熱者腹多不痛乃是火也宜涼血地黄湯或四物湯加芩連柴胡香附或加黄柏知母陳皮爲丸肥人則兼痰治之虚熱者宜逍遥散補中益氣湯加知母黄柏氣傷血海者宜大用芎歸之劑蓋此證以肚腹痛爲别若瀉腹中冷痛用五箇散乾嗽者逍遥散治之

涼血地黄湯

生地　當歸　黄芩　黄連　黄柏
知母　紅花　藁本　細辛　蔓荆子
防風　荆芥　羗活　升麻　柴胡
川芎　甘草　煎服立愈
逍遥散
白术　茯苓　當歸　白芍　柴胡
甘草　薄荷　加煨薑一片水煎服
五箇散
麻黄　乾薑　肉桂心　紫蘇　香附
厚樸　藿香　大腹皮　半夏　白芷

陳皮　枳殼　桔梗　芍藥　川芎

甘草　茯苓

一經水如不及期而來者有火也宜以六味丸滋水則火自平矣如不及期而來多者本方加烏鰂骨柴胡白芍如半月或十日而來且綿延不止此屬氣虛用補中湯如過期而來者火衰也本方加艾葉如遲而色淡者本方加桂此其大略也其間亦有不及期而無火者有過期而有火者多寡不同不可拘於一定當察脉之遲數視禀之虛實强弱但以滋水爲主隨證加減凡紫於黑色者多屬火旺之甚亦有虛寒而紫

一黑者不可不察脉審證若淡白則無火明矣

六味地黄丸

熟地黄　山藥　茯苓　山萸肉

建澤瀉　丹皮

一經水來臍腹絞痛時作時止乃氣鬱血滯宜四烏湯

四烏湯

烏藥　香附　陳皮　甘草　川芎

當歸　芍藥

一經水欲行未行腹先絞痛此爲血澁宜四物湯加元

一胡索梹榔苦楝木香治之

一經水臨行誤食冷物血氣阻遏臍腹刺痛宜服當歸鬚散

當歸鬚散

當歸鬚　桃仁　紅花　蘇木　赤芍

官桂　烏藥　香附　甘草　酒水煎服

一臨經腹痛以四物湯加元胡索丹皮陳皮如痛甚者

豆淋酒緩者童便淋酒

豆淋酒

以黑豆炒焦投入酒中

一經水行後腹痛綿綿不止雖曰虛寒宜補然氣亦能

作痛若一概補之反益痛乎須視受補與否如不受
補者以四物加陳皮如受補者以八物加香附血虛
者倍參茯挾寒者加乾薑血行氣滯者加艾若經淨
後腰腹疼痛此血虛也宜八珍散用赤芍去白朮易
砂仁如覺腹冷加肉桂

八珍散

一即八物湯

一經水過期紫黑有二有氣血混併而成紫黑者有塊
痛是也有血熱而成紫黑色者腹不痛是也統以四
物加連附治之

一經水過期而似魚腦者痰多血少也有綠黄如泥土者血寒氣虚也其黄綠者宜煖經和血忌用凉劑其淡白者宜補血導痰以二陳加芎歸參芪膠也

一經水濇少不快宜四物加紅花葵花如經水行微少或脹或疼宜四物加延胡索白芷醋煎

一經水過多以六合湯或膠艾湯治之如去血過多神氣倦怠者宜增減四物湯去血過多心神不安言語不常宜寧心膏膠艾湯

六合湯

黄芩　白芷　當歸　生地　白芍

川芎

寧心膏

人參　茯神　杏仁　辰砂　琥珀

乳香

右爲末每服一錢濃煎棗子燈心湯下或作丸薄荷湯下

一因氣不和致血不能流轉而經不調臍腹疼痛者是血凝氣結其脈沉緊宜溫經湯氣滯血凝者腰腹刺痛宜桂枝桃仁湯通經六合湯經水凝滯心腹疼痛者宜琥珀散佛手散經閉腹滿疼痛發熱惡寒者宜

凌霄花散牡丹皮散室女經閉成勞臍腹痛宜牛膝散或通經丸經水澁少漸漸不通潮熱瘦弱者宜四物湯倍加澤蘭瘀血凝積經候不調時時作痛腰膝重疼小腹堅硬者宜紅花當歸散

温經湯

人參　當歸　白芍　丹皮　川芎

蓬术　延胡索　牛膝　肉桂心　甘草

桂枝桃仁湯

桂枝　桃仁　生地黄　芍藥　人參

甘草　加棗子煎

通經六合湯

即四物湯加蓬朮官桂

琥珀散

熟地黄　當歸　赤芍　丹皮　三稜

元胡索　蓬朮　桂心　蒲黄　烏藥

劉寄奴　為末酒調服

佛手散

川芎　當歸　酒水各半煎服

凌霄花散

凌霄花　白芷　元胡索　紅花

劉寄奴　官桂　赤芍　當歸　丹皮

酒半𧮫煎數沸再入紅花煎

牡丹皮散

牡丹皮　當歸　蘇木　桂心　紅花

沒藥另研　赤芍　陳皮　甘草　烏藥

元胡索　蓬术　乾漆　鬼箭

牛膝散

牛膝　延胡索　桃仁　赤芍　桂心

當歸　川芎　丹皮　木香　水酒煎服

通經丸

桂心　乾漆（研碎炒令烟盡爲度）　大黄（煨）　青皮

川烏（泡去皮）　川椒　桃仁　紅花　乾薑

蓬术　當歸

一爲末蜜丸每服三十丸淡醋湯下

紅花當歸散

紅花　當歸　牛膝　紫葳　劉寄奴

三蘇木　白芷　芎藭　甘草　肉桂心

酒煎服

一婦人胃氣不調亦能使經水經歲不通其體壯實但

飲食減少者是也宜服逍遥散以消食理脾使飲食

進而元氣足後以和其血氣則經水自行矣

一經水沉滯不調臍腹刺痛或前或後或多或少或一月不至或一月兩至宜服佛手散或三神丸

三神丸

當歸　橘紅　元胡索

爲末酒糊丸空心艾醋湯下

一婦人月水不調或前或後或淋漓不斷斷後復来狀若瀉水腹中堅痛或閉寒不來宜服桃仁散

桃仁散

桃仁　蒲黄　牛膝　澤蘭　半夏

桂心　人参　生薑　甘草　當歸
川芎　赤芍　丹皮　生地黄
一經水不調或來多不節或過月不行或崩血不止宜大
溫經湯
大溫經湯
吴茱萸　人参　半夏　生薑　阿膠
肉桂心　丹皮　白芍　當歸　川芎
天門冬　甘草
一經水適來適斷日晡往來寒熱如瘧狀或痰嗽宜先
服小柴胡湯後服四物湯若泄瀉去黄芩加白术茯

芩自如汗減柴胡加黃芪如寒熱皮膚冷加桂枝如

一腹冷加桂心如欬嗽加五味

小柴胡湯

柴胡 黃芩 人參 半夏 甘草

生薑 大棗

一陰虛潮熱漸成骨蒸宜逍遙散或牡丹皮散

一月水或前或後崩漏赤白帶下每遇經行小腹急痛

一頭眩飲食少進氣悶宜加減吳茱萸湯

加減吳茱萸湯

吳茱萸 乾薑 官桂 細辛 木香

天門冬　白半夏　桔梗　防風　當歸
丹皮　茯神　甘草　加薑棗煎

一經水不調臍腹冷痛惡心脹滿至晚則劇者宜四烏湯薑黃散或艾煎丸

薑黃散

薑黃　紅花　桂心　赤芍　蓬朮
丹皮　當歸　川芎　元胡索
水煎入酒少許

一形體黑瘦經水不調者子宮無血故也養其陰則自然經至矣

一肥人經水不調乃湿痰也去其痰則經自調矣宜二

一四湯或導痰湯入芎歸連地必用薑汁炒恐泥膈也

導痰湯

半夏　陳皮　茯苓　甘草　南星

枳殼　加薑水煎

一經水不調臍腹冷痛宜牛膝散若經水不利時覺冷

痛寒熱往來者宜異功散

異功散

當歸　丹皮　川芎　芍葯　延胡

烏葯　白芷　桔梗　乾薑　生薑

官桂　水酒煎

一婦人血枯經閉者因胃氣虛水穀難化津液不生而血虛不來者有因少時吐衂崩漏大脫血氣亦不足者有因潮熱骨蒸不生津液而經水閉絶者有因房勞多產枯竭於内而經不通者

一若脾虛胃消善食黃瘦而不生血月水全閉者宜補中益氣湯加川芎生地天花粉

一氣血俱虛潮熱骨蒸宜十全大補湯另加酒黃柏牛膝

十全大補湯

人参　术　茯苓　甘草　熟地黄
當歸　白芍　川芎　黄芪　肉桂心
生薑　大棗
一心腎俱虚，欬嗽一二聲，無痰，夜熱盗汗，肌體瘦弱，飲
食減少，卧則恍惚，異夢不常，微欬，痰中有紅絲者，名
曰脉瘵，宜劫勞散。

劫勞散

黄芪　人参　茯苓　半夏　甘草
白芍　阿膠　熟地黄　五味子
每服二錢，水一鍾半，加生薑三片，棗子三枚，煎八分

日進三服

一經水斷後身熱譫語日晡尤甚宜小柴胡湯

一經水先斷後小便不通四肢浮腫名曰血分此症難治宜小調經湯若先小便閉後致經水不通四肢浮腫名曰水分此病易愈宜葶藶丸

小調經湯

當歸　白术　赤芍　没藥　細辛

一麝香　肉桂心

葶藶丸

葶藶子　續隨子　乾薑

為末棗肉為丸桐子大竹葉煎湯送下七丸　如大便去滅續筭加　朮五錢為丸

一或問論調經以滋水為主不須補血何也曰經云女子七歲腎氣盛齒更髮長二七而天癸至任脈通太衝脈盛月事以時下故有子天者天一之真癸者壬癸之水月者水之精以一月而盈盈則昃女人經水一月以時而下能有子不以時下或過期或不及皆為病病則不能有子所以必須調經調經必須滋水為主又問曰(同)一紅色非血而何曰女人系胞之所而養經之處養之一月而行行則虛矣以時交感以虛

而受人若有孕此水即以養胎不月矣一生子此水即化為乳而不月乳之色白也何謂血手至四十九而天癸絶其所絶者天癸水也其流行之血不見其虧故不須四物湯補血必以六味丸滋水滋水必兼補血補血兼不得滋水何也盖血乃後天飲食入胃游溢精氣而成以為流行之用若經水乃衝任所主人身中有奇經八脉俱屬腎經無形之脉其衝任者奇經之二其脉起胞中為經脉之海與手太陽手少陰為表裏上為乳汁下為月水女人獨禀此水以為生生之源與男子二八之精同氣從天一之源而來

精則一月而滿滿則溢似血而實非血也

一衝任起於胞中男子藏精女子系胞其間又恃一點

命門之火爲之主宰火旺則紅火衰則淡火太旺則

紫火太衰則白所以滋水更當養火甚則乾涸不通

者雖曰火甚之極亦不宜以若寒之藥降火只其大

補其水從天一之源以養之使滿滿則溢萬無有毒

藥可通之理此調經之法類如此

邯鄲遺稿卷二

趙養葵先生原本　吴趍吴升元一条閲

崩漏

一凡血崩之疾當分陰陽而治氣血人身之陰陽也陽主升陰主降陽根陰陰根陽一升一降循經而行無崩漏也若陽有餘則升者勝血出上竅陽不足則降者勝血出下竅總之血隨陽氣而升降陽氣者風也風能上升然必須東方之温風始能升故用助風益氣湯凡氣虚不能攝血而崩者其人必面白尺脉虚大飲食無味久病者有之

助風益氣湯

肉桂 人參 白术 黄芪 甘草

羌活 獨活 柴胡 防風 藁本

細辛 川芎 當歸 熟地 白芍

桃仁 紅花

一崩漏有血虚有驚憂有怒氣有熱搏有勞傷經血忽下者名曰崩中其為病須審腹痛腹不痛如腹痛當分虚實之異緩急之殊若瘀血者體必作寒空痛者少腹喜按也瘀血則當去空痛則當補緩則治其本急則治其標古云崩中日久為白帶漏下多時骨髓

枯脉小虚滑可治急疾緊数难痊凡治崩證宜大補氣血與養脾胃微加鎮逐心火之葯以治之補陰瀉陽其患自愈矣

一經水妄行及血崩不止宜黄柏散或凉血地黄湯

黄柏湯

黄柏　側柏葉　生地黄　當歸　蒲黄

艾葉　伏龍肝　黄芩　加薑

一因熱崩下者宜膠艾湯加黄芩或黄連解毒湯加艾葉

黄連解毒湯

黄連　黄芩　黄柏　山梔

一崩漏統血乃脾弱氣逆也如身熱宜當歸芍藥湯

當歸芍藥湯

當歸　芍藥　白术　蒼术　黄芪

陳皮　甘草　柴胡

一凡血崩而脉緊無力臍下如氷白滑間有如屋漏水者宜膠艾湯加青皮炮薑炭蒲黄黄芪或丁香膠艾湯若氣血俱虛以四物湯加人參黄芪或平補散或大溫經湯治之即愈若因氣虛而下宜四物加參芪白术升麻蒲黄香附若崩中過極心神恍惚宜茯苓

補心湯若崩漏連日不止宜荆芥散如聖散黄柏散五効散或四物湯加黄芩荆芥或膠艾湯加黄芩槐花若小腹刺痛宜芎煎丸主之若崩漏晝夜不止或經年不愈諸藥不效急則治其標宜白芷香附百草霜緩則治其本宜四物湯加芩連參附薑附又四物湯加荆芥條芩止血尤效或香附蓮房灰米飲湯送下或以十灰丸或以五靈脂燒存性爲末烏梅湯下

丁香膠艾湯

即四物湯加丁香阿膠艾葉

平補散

阿膠　艾葉　椿樹花　地榆　蒲黄

當歸　芍藥　熟地黄　川芎

茯苓補心湯

即四物湯加茯苓人參紫蘇用末飲煎服

荆芥散

用麻油少許以燈草燃燈燒荆芥焦色爲末童便調服

下

如聖散

棕櫚　乾薑　烏梅

并燒灰存性用烏酒調下

立效散

當歸　蓮房殼　紅花　茅花　白棉花

用白綿紙包好以火煅之存性爲末白湯送下

十灰散

黄絹　艾葉　蓮房　棕櫚　馬尾

蒲黄　油髮　藕節　綿　赤松皮

一腎虛不能鎮守相火如暴崩下血不止腹不痛者宜服凉血地黄湯八物湯加芩連

一因内傷所致腹不痛者宜凉血地黄湯如腹痛者宜大劑四物湯治之後用補宫湯

補宫湯

一阿膠　艾葉　白朮　地榆　甘草

當歸　川芎　白芍　熟地黄

一老年血崩腹不痛者宜八物湯加芩連柏葉此乃急則救標之意必當先理脾胃爲主若少年血崩腹痛實者多虚者少雖崩當服四烏湯若年高血崩腹痛有餘者少不足者多雖痛宜服十全大補湯

帶下

一白帶如帶不斷者是也其所以然之故帶者奇經八脉之一也腰臍間迴迴一身如束帶然八脉俱屬腎人身帶脉統攝一身無形之水下焦腎氣損虚帶脉漏下白爲氣虚赤爲有火治法俱以補腎爲主白者多赤者少有脾虚者六君子湯加升麻有氣虚者補中湯肝虚者逍遥散兼六味地黄丸

六君子湯

人參　白术　茯苓　甘艸　半夏

一橘紅

一帶下有氣虛者痰鬱血虛種種不一傷於藏府流經而發傷肝經者色青如泥傷心經者色赤如紅精傷脾經者色黄如爛衣傷肺經者色白如涕傷腎經者色黑如衃血然雖分五色之傷大約赤白色居多白者熱入大腸赤者熱入小腸白者屬氣赤者屬血氣虛者用參术血虛者用芎歸然此證腰痛者多不痛者少大凡白帶甚則腰痛輕則不痛也今人受氣甚時則就腰痛頭暈眼眩然則白帶係氣虛可見矣宜一服養榮湯

養榮湯 下

當歸　川芎　芍藥　熟地黃　白芷
烏梅　薑黃　生薑　海桐皮　五茄皮
一肥人白帶多是濕痰宜星夏海石芎柏蒼附之類瘦人白帶多是熱宜滑石芎柏海石蛤粉青黛之類
一治赤白與痢同法宜胃風湯五苓散四物湯
胃風湯
白术　茯苓　當歸　白芍　川芎
粟米　肉桂心　左牡蠣
五苓散
一白术　茯苓　猪苓　澤瀉　官桂

一温痰下注滲入膀胱上宜用吐以提其氣下用二陳
二术苍楞子以燥其湿
二术二陳丸
即二陳丸加蒼术白术
一白帶心腹痛面黄虚弱者宜當歸煎丸如腰痛宜萆
薢分清飲
當歸煎丸
一當歸　熟地黄　白芍　赤芍
地榆　川斷肉　陳皮　牡蠣
為末醋糊丸酒米湯下

萆薢分清飲

川萆薢　石菖蒲　烏藥　茯苓

益智仁　甘草稍　塩

一白帶漏久尺脉微弱滑水枯者宜用補經固真湯

補經固真湯

白葵花　郁李仁　柴胡　乾薑　人參

陳皮　甘草　煎好入川芎再煎服

一治白帶用白芷黃柏須炒成炭蒼朮塩水炒焦

一東垣先生用葵花法白者治白帶紅者治赤帶芍藥

須炒黑用之良驗

七製香附丸　治婦人女子赤白帶下

一香附　三稜蓬术童便同浸

一又以香附　紅花烏梅盐水同浸

又以香附　川芎生水同浸

又以香附　當歸酒同浸

又以香附　元胡索生水同浸

又以香附　熟地黄酒同浸

又以香附　丹皮艾葉醋同浸

用淨香附爲末酒醋糊爲丸淡醋湯送下

淋濁

一婦人年七七數盡而經不斷此乃氣血有餘也不可止之若既絕而復來者或傷損或瘀血皆以兩脇小腹急痛爲辨宜四烏湯用赤芍其勢不可止宜八物湯加芩連然不可遽投恐傷脾胃

一老年淋漓不斷因幼時氣多積久而成經水每月二三至者多成崩淋宜大劑八物湯主之

一淋瀝白滑間有如屋漏水狀下而不止止而復來臍下如米者宜香膠艾葉湯若勞傷血氣虛弱淋瀝日久者宜膠艾湯加炒蒲黃黃芩如有汗加黃芪如虛

者加人參

香膠艾葉湯

一丁香　阿膠　艾葉　當歸　白芍

熟地黄　川芎

一血淋不斷三五日一至積久不愈或因經來入房致傷或因受氣鬱結所致須視小腹痛與不痛脾胃實與不實若房勞所傷宜先治血後理其經如小腹痛者以歸附丸治之如小腹不痛者以肉補傷治之如

一氣傷胸滿迷悶腰痛與脾胃不實者恐上有瘀血未可止也宜四烏湯歸附丸大箇散四物湯加陳甘桂

附後以補宮湯安胎飲治之

內補湯

白术　茯苓　橘紅　甘草　當歸

白芍　川芎　熟地黄

大簡散

藿香　白芷　蘇梗　厚樸　香附

桔梗　半夏　兎絲子　陳皮　茯苓

甘草

安胎飲

白术　黄芩　阿膠　艾葉　地榆

甘草　當歸　白芍　川芎　半夏

熟地黄

一腹不痛胃實而淋日久者宜八物湯加苓連若食少者暑加陳查少許或肉補湯補宫湯治之若瀉腹不痛者宜胃苓湯治之若瀉腹冷痛者宜五積散治之若嗽而不瀉者宜二四湯治之嗽而兼瀉者宜胃苓湯治之大凡治血淋證必以胃氣爲本故先理胃健脾爲要如嗽急淋緩先理其肺淋急嗽緩先止其淋勿可忽也

胃苓湯

蒼术　厚樸　陳皮　甘草　白术
茯苓　猪苓　澤瀉　官桂　生薑
大棗

五積散
麻黄　厚樸　半夏　陳皮　枳殼
桔梗　白芷　藿香　茯苓　甘草
當歸　白芍　川芎　官桂　乾薑
生薑

一淋雖有赤白之分不過虛寒欝結為多如淋漓不斷
養胃湯加香附如紅色者用八物湯白色者用艾煎

歸附二丸如淋而帶沙者尤當分氣血輕重不可渺

一也若白淋變爲黄水則將變血淋矣宜艾煎丸歸附

丸加白芍

養胃湯

當歸　白芍　川芎　白芷　生地黄

丹皮　青皮　薑黄　生薑　五茄皮

海桐皮

一白濁者膀胱經熱也失治當生癰疽宜服清心蓮子

飲

清心蓮子飲

人參　黄芪　茯苓　甘草　麥冬

黄芩　車前子　地骨皮　石蓮子

水煎候冷空心服

一若白淫者或一時放白水寡婦尼姑多有是疾乃鬱火也宜降火爲主或因勞傷腎虚或因心虚而滑或因思相過度若過慮傷脾宜四七湯鎖精丸重則加益智鹽煎

四七湯

厚樸　紫蘇　茯苓　生薑　大棗

半夏

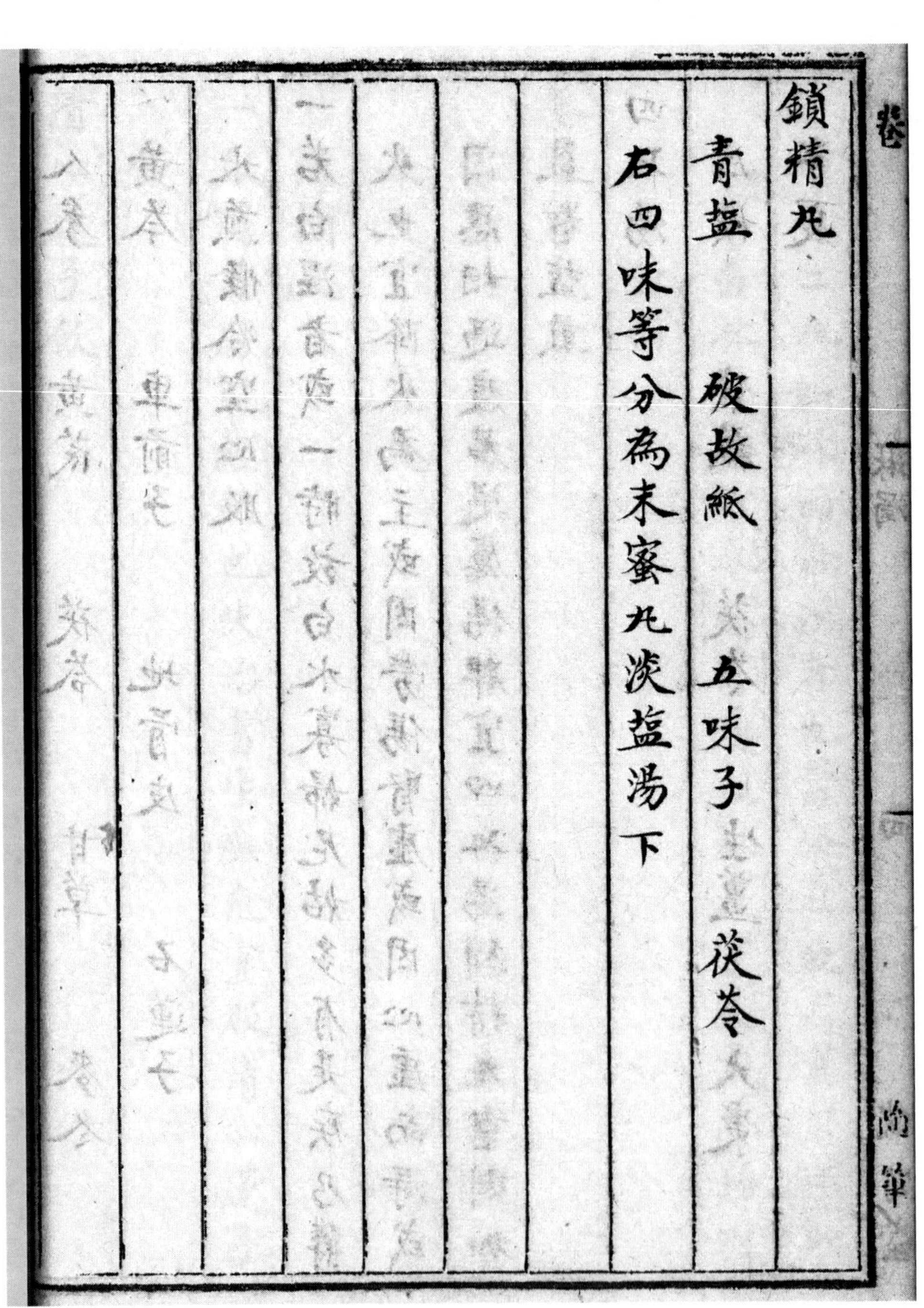

鎖精丸

青塩　破故紙　五味子　茯苓

右四味等分爲末，蜜丸，淡塩湯下

邯鄲遺稿卷三

趙養葵先生原本　吳趨吳　升元一參閱

姙娠

素問曰女子七歲腎氣盛齒更髮長二七而天癸至任脉通太衝脉盛月事以時下故有子七七任脈虛太衝脈衰少天癸竭地道不通故形壞而無子也丈夫八歲腎氣實髮長齒更二八腎氣盛天癸至精氣溢瀉陰陽和故能有子八八則齒髮去五藏皆衰筋骨懈墮天癸盡矣故髮鬢白身體重行步不正而無子耳

一人身氣血各有虛實寒熱之異惟察脉可知舍脈而獨言藥者妄也脉不宜太過而數數則爲熱不宜不及而遲遲則爲寒不宜太有力而實實者正氣虛火邪乘之而實也治法當散鬱以伐其邪邪去而後正可補不宜太無力而虛虛者氣血虛也治法當補其氣血人有女子氣多血少寒熱不調月水違期皆當診脉而以活法治之務使夫婦之脉和平有力交合有期不妄用藥乃能生子也

一或問曰黄芩白术安胎之聖藥此二味恐胎前必不可缺乎曰未必然也胎莖之繫於脾猶鍾之繫於梁

也若棟柱不固棟樑必橈所以安胎先固兩腎使腎中和緩始脾有生氣何必定以白朮黃芩為安胎耶

一凡腹中有熱胎不安固用涼藥腹中有寒胎亦不安必用溫藥此常法也殊不知兩腎中具水火之源衝任之根胎元之所繫甚要非白朮黃芩所能安也如腎中無水胎不安用六味地黃丸壯水腎中無火胎不安用六味地黃丸益火故調經當用杜仲續斷阿膠艾葉當歸五味出入於六味八味湯中為提經總之一以貫之也此諸書之所不及余特表而出也

八味地黃丸

一婦人懷胎兩三個月兩寸脉浮大兩關脈滑兩尺脉微帶數者是也左乳先有核者男右乳先有核者女左尺滑大而疾者男右尺滑大而疾者女若兩尺俱洪者双胎六脉洪大而身不熱者胎也又兩尺脉或大或小或沉或動或止今明不同早暮殊别此鬼胎也又脉來如風雨亂點忽然而去久而復來者亦鬼胎也必連視三四日方見

一婦人經脈不行欲驗胎否服探胎丸腹内微動者是胎也

探胎丸

川芎爲末濃煎艾湯調下

一孕婦脉沉細而腹痛胎伏不動此爲邪氣蓄積水停故也以小腹冷煖爲别宜順氣活血藥治之

一婦人經水二三月不行身如病狀六脉洪大此孕脉也精神如故好食鹹酸惡聞食氣或但嗜一物或嘔吐痰水或飽悶寒熱名曰惡阻俗謂病兒惡心嫌食是也切不可以寒熱病治之須順氣豁痰服保生湯加丁香生薑治之

保生湯

人參　白术　茯苓　甘草　陳皮

厚樸　丁香　生薑

一惡阻多在三箇月之時相火化胎之候壯火食氣上冲胃口食入即嘔吐少陰腎水既養胎少陽之火益熾須先用逍遥散止嘔再用清肝滋腎湯加杜仲續斷嘔盛者加川連吴茱萸

清肝滋腎湯

一即六味丸加柴胡白芍

一惡阻嘔吐以紫蘇飲加茯苓半夏枳寔草果蓋此是

一氣上停痰與食所致若心悶頭眩嘔吐惡汗寒出宜

四七湯或半夏茯苓湯若吐逆不食心虚煩悶宜參

橘散如胃寒嘔逆心腹脹滿加丁香藿香

紫蘇飲

紫蘇　橘紅　人參　甘草　當歸

川芎　芍藥　大腹皮

半夏茯苓湯

半夏　茯苓　藿香　紫蘇　橘紅

川芎　甘草

參橘散

人參　橘紅　白朮　赤苓　炙草

竹茹　厚樸　麥門冬

一痰逆嘔吐酸水惡聞食氣頭眩眼花多卧宜用旋覆半夏湯若傷食嘔吐宜枳縮二陳湯

旋覆半夏湯

旋覆花　半夏　人参　茯苓　甘草

當歸　川芎　乾薑　細辛

枳縮二陳湯

枳殼　縮砂仁　半夏　茯苓　甘艸

陳皮

一凡嘔吐擇食因中脘停痰氣滞宜二陳湯加白术藿香砂仁若脉弱嘔吐服葯不効當理血歸源古云帶

陰則嘔也以二四湯去地黃加丁香枳殼桔梗若飽悶惡食嘔逆及胎不安腰腹疼痛宜安胎飲若傷寒煩熱頭痛胎氣不安吐逆不食宜白术散若胃虛氣逆嘔吐清水每日不食宜參术散加砂仁竹茹惡心加乾薑如胸膈不寬加枳實若嘔吐頭眩左脈弦甚此怒氣所激忌參术等劑須氣順爲上以順氣安胎爲主若胃氣嘔吐不食以砂仁槌碎用薑汁浸少傾炒紫色滚湯再入薑汁少許點服或紫蘇湯亦可

白术散

白术　赤茯苓　人參　橘紅　甘草

川芎　麥門冬　竹茹　半夏　前胡

参术散

人参　白术　橘紅　甘草　蘇梗

藿香　丁香　烏梅　生薑

一妊娠漏胎或誤食動胎之物所致或食熱毒之物侵損胞胎所致或因房勞傷損驚觸或服熱藥太過干損輕則漏輕重則漏重若不急治血盡則死其安之之法有二若因母病而動胎者单治其母其胎自安若因胎不安以致母病者单安其胎則母病自愈

一懷妊之後經水雖不多虚熱而下者以紫蘇散加條

芩白朮阿膠砂仁

紫蘇散

紫蘇　桑白皮　桔梗　甘草　茯苓

陳皮　北五味　草果　生薑　塩

大腹皮

一妊娠卒然腰痛而血下不止者宜安胎飲主之

一胎漏淋漓不已宜膠艾四物湯加黄芩續斷如下血不止者加烏梅石菖蒲地榆小薊赤石脂

一妊娠誤食毒物毒藥傷動胎氣下血不止者隨其所傷之物治之

一妊娠偶因跌撲胎動不安冲心腰腹痛下血垂死宜佛手散治之

一孕婦遺尿用白薇白芍為末一日服三服愈

一胎從心腹凑上者名曰子懸此命門火衰胎在胎中寒冷不得已上就心火之温煖須理中湯不應八味丸作湯

理中湯

人參　白术　炮薑　炙甘草

一胎氣不和上凑心腹脹滿疼痛謂之子懸宜紫蘇散此藥有安生墜死之功兼治臨產累日不下

一孕婦胎動不安下血腹痛或下血不痛以安胎和氣飲或芎藭補中湯

安胎和氣飲

白术　訶子　良薑　橘紅　甘草

木香　陳米

芎藭補中湯

川芎　當歸　白芍　阿膠　人參

黄芪　白术　乾薑　木香　杜仲

甘草　五味子

一胎氣不和腰腹疼痛以安胎飲加紫蘇黄芩砂仁陳

皮如胎不時動而腰腹痛者单服安胎飲如胎動不安以佛手散加膠艾葱白治之

一孕婦内傷當辨其胎之死生若腹逆痛發寒舌青者子死也以香桂散下之如證未明以佛手散探之胎損者立便送下未損者其痛自止然痛止後須視其輕重即治其傷不顧其胎血下胎安母命全矣或单服紫蘇飲加枳殼童便酒及砂仁亦可

香桂散

麝香　官桂　艾葉　杏仁

為末酒調服

一胎前腰痛甚者腎虚也極其胎必墮急服安胎飲以
固其胎如腰不疼加黃芩服之
一姙娠腹痛者名曰痛胎俗名胎氣至產則愈若二三
月間忽然心腹疼痛宜用芎歸阿膠葱白或紫蘇飲
加砂仁或四七湯加川芎當歸或四磨飲治之
四磨飲
人參　烏梅　梹榔　沉香
各磨濃汁開水冲服
一胎動與胎痛不同有因母疾而動者有因胎不堅固
而引動者痛亦如之切宜詳辨或有動而不痛者阿

膠治胎動川芎當歸身治胎痛

一胎前心痛欲死以沉香降氣湯茯苓補心湯四七湯紫蘇飲擇而用之

沉香降氣湯

沉香　香附　縮砂仁　甘草

爲末入鹽少許鹽湯下

一胎前胃痛口噤宜服養胃湯

一妊娠心腹急痛面目青色冷汗血下不止胎氣上冲者難治

一胎前小腹冷痛痃癖攻刺宜服葱白散須量其輕重

而用之

葱白散

葱白　三稜　蓬术　官桂　川楝子

乾薑　木香　青皮　厚樸　小茴香

神曲　白芍　人參　茯苓　熟地黃

當歸　麥芽　川芎

一胎前臍下小腹冷痛小便数大便滑此飲食生冷不時物所致宜服安胎和氣飲治之

一姙娠小腹痛者須視其如果不安宜紫蘇飲不可多服活血行氣藥若内傷甚者下之亦有生孕癰而痛

者在手謹細詳辨不可忽也

一胎前脇痛者其因有三有因慟哭有因內傷有因惱怒凡有胎不宜與傷藥誤則墮胎宜以童便酒或用紫蘇飲當歸尾加砂仁童便去參服之雖曰內傷猶宜安胎為上若脇痛甚紫蘓飲中加白芥子柴胡枳殻升達之

一孕婦背痛者氣所滯也宜紫蘇飲若腰背痛不可忍者以黑豆炒熟飲之或破故紙紫胡桃酒服

一娠婦遍身拘急不仁作痛眼黑花不寐胎氣亦有然者用紫蘇飲

一妊娠面及四肢浮腫胎水氣者名曰子腫有胎氣有水腫有濕有風熱有因瘧過飲傷脾有因瀉利虛滑損胃皆能令　也若胎氣腫者以紫菀加於白朮若虛浮水腫者以五皮飲加白朮丁香萊菔子若浮腫小水不利者乃胎水證也宜紫菀加澤瀉木通白朮如三焦無病加山梔黄芩利小便通腫尤捷若浮腫腹大者氣也必利小水爲上宜服紫菀若脾氣虛遍身浮腫心腹脹滿喘急氣從小便不利者名曰胎水又名子滿以紫菀加桑皮赤茯苓木香澤瀉木通甚者加防已若濕以五苓散去桂加車前腹皮人參木

通治之

紫菌散

紫蘇　厚樸　陳皮　大腹皮　半夏

香附　藿香　桔梗　白芷　人參

茯苓　甘草　當歸　芍藥　川芎

兎絲子

五皮飲

桑白皮　生薑皮　大腹皮　茯苓皮

五茄皮

一胎前水腫唇黑傷肝背平傷肺臍凸傷脾缺盆滿傷

心足底平傷腎此皆危殆之候

一妊娠遍身脱皮因腫服藥腫去皮也

一妊娠兩足面腫至腿膝行步艱難喘悶妨食似水腫甚至指間水出者名曰子腫宜服天仙散如脚浮腫因脾衰不能制水血化成水所致宜生料平胃散加蘇葉生薑大棗

天仙散

天仙藤　香附　烏藥　蘇葉　木瓜

一木香　陳皮　甘草

生料平胃散

生白朮　厚樸　陳皮　甘草

一妊娠心驚胆怯終日煩悶口乾不得卧名曰子煩或肺虛熱乘心肝或心肺停痰積飲或氣鬱煩躁或嘔吐痰涎俱謂之子煩宜安胎竹葉湯如不效以紫蘇飲或麥門冬散兼前方之類治之或胎氣未安似虛煩不得卧者宜知母丸

安胎竹葉湯

一麥門冬　茯苓　黄芩　人參　淡竹葉

一如有痰加竹瀝

麥門冬散

麥門冬　防風　茯苓　生薑　人參
淡竹葉

知母丸

知母一兩焙爲末大棗肉搗和爲丸如彈子大人參湯送下

一孕婦子癇氣有絶少蓋氣調和則能安胎萬一有此名曰子癇又名子冒俗名兒風此證雖不主於死亦能墮胎速服紫蘇飲或消風散或烏藥順氣散併用香蘇散以理之若忽然發搐不省人事後復發如角弓反張狀若中風者宜羚羊角散或用當歸獨活湯

入竹瀝或用砂仁湯服之

消風散

荊芥　川芎　甘草　陳皮　厚樸

防風　藿香　蟬蜕　殭蚕　人參

茯苓　羌活

烏葯順氣散

麻黄去節　橘紅　烏藥　殭蚕　川芎

枳殼　甘草　白芷　桔梗　乾薑

生薑　大棗

香蘇散

香附　紫蘇　陳皮　甘草
生薑三片葱五根煎服
羚羊角散
羚羊角　茯神　棗仁　當歸　川芎
五茄皮　艾葉　甘草　防風　獨活
薏苡仁　杏仁　生薑
當歸獨活湯
當歸　獨活　桂枝　防風　葛根
藿香　杜仲　貝母　人參　茯苓
甘草　川芎　陳皮

一胎前傷風者有輕有重輕則濃煎葱頭湯服之又能安胎重則紫箇加葱白若外感兼食者以養胃湯治之

一欬嗽多痰者宜旋覆花湯加芩連或二陳湯加貝母山查薑汁服之

旋覆花湯

旋覆花

一感風寒頭疼壯熱宜芎蘇散若惡風發熱有汗宜杏子湯

芎蘇散

川芎　紫蘇　桔梗　枳殼　前胡
乾葛　橘紅　木香　茯苓　甘草
生薑

杏仁湯

杏仁　細辛　北五味　半夏　茯苓
甘草　人參　官桂　芍藥

一感寒頭痛欬嗽痰多宜華蓋散若欬嗽而兼泄瀉者
一以養胃湯中去人參治之若乾欬者以紫菀倍加歸
苓

華蓋散

麻黄去節　紫蘇葉　桑白皮　杏仁

茯苓　陳皮　甘草

一妊娠傷寒者治法用藥其避忌與常人不同若頭痛

一身熱無汗脉浮緊者以四物湯加麻黄細辛若過經

不愈温毒發斑如錦紋者以四物加升麻防風連翹黄

芩柴胡如發斑而滿悲人參白虎不能治若見斑而

隱沒者宜倍加人參服之則斑出矣如外感重者宜

服十神湯或五積散輕者用養胃湯

人參白虎湯

人參　石羔　知母　甘草　粳米

十神湯

香附　紫蘇　麻黄　白芷　升麻

川芎　赤芍　乾薑　橘紅　甘草

一孕婦傷寒但濃煎葱白湯或加醋或加薑汁少許服之即愈切不可輕與之表藥有胎者如服表藥不惟墮胎抑且母命難存慎之慎之

一胎前瘟疫與傷寒同如前用葱白湯服之葢葱白可以解邪又可以安胎也

一胎前譫語宜二四湯去熟地加山查薄荷水煎和薑汁灌之

一胎前中寒與傷寒治法同

一胎前中暑治法與無胎同

一妊娠或梳頭或沐浴當風取凉風寒客於皮膚致頭

暈目昏頭痛增寒發熱心胸煩悶者此胎前之證二

命所係不可妄投藥餌蓋傷風傷寒不同若初感宜

用參蘇飲芎蘇散理中湯

參蘇飲

人參　紫蘇　枳殼　桔梗　乾薑

前胡　半夏　茯苓　橘紅　甘草

木香　生薑

一胎前嗽有血者宜服上清丸或二陳湯作丸加黃柏
知母山查白术如氣血俱虛者用八物加黃柏知母
或用鷄蘇散
上清丸
薄荷一兩六錢　百藥煎八錢　砂仁　栝柏　甘草
訶子　元明粉　氷片　月石各一錢
一蜜丸如黃豆大含化二丸
鷄蘇散
一薄荷　茅根　桔梗　麥門冬　阿膠
一蒲黃　黃芪　川貝　生地黃

一胎前氣喘非冒風即胎氣上冲也以連鬚葱白煎湯服之自然愈矣此物能通百竅能發散且安胎也若傷觸而喘者宜紫蘇飲加童便砂仁

一孕婦泄瀉忌服理中五箇二方因有乾薑官桂故也宜服香連术苓散此爲胎前泄瀉之聖藥

香連术苓散

木香　黄連　蒼术　茯苓　厚樸

猪苓　澤瀉　陳皮　官桂　艾葉

甘草

一凡胎前食瀉宜服養胃湯五苓散加消食如山查神

一麯麥芽枳殼之類
一胎前寒瀉用胃苓湯加木香治之若胎前食生冷作瀉宜養胃湯
一胎前暑瀉以胃苓湯加香薷扁豆煎好冷服
一胎前血瀉宜胃苓湯加砂仁木香黄連或紫蘇飲加澤瀉神麯砂仁如飲食少進胸膈飽悶痰多者去人參加茯苓製半夏蓬莪朮若妊娠腸胃虚冷水穀不化泄瀉日夜無度狀如豆汁或下痢者宜胃苓湯
一臍下冷痛滑泄腸鳴宜理中湯加肉豆蔻砂仁或用治中湯

人參　白术　乾薑　青皮　陳皮

甘草

一因暑煩渴恣意引飲下如瀉水宜胃苓湯去桂

一傷暑腰脚冷痺泄下黃黑宜服金不换正氣散如赤白相雜者加黃連若白痢加烏梅煎服即不能胃苓湯亦可若胎前氣血虛陷瀉痢宜補中益氣湯

金不换正氣散

藿香　厚樸　半夏　蒼术　陳皮

甘草

一胎前痢疾切不可用芍藥等湯宜用胃苓湯此藥多

一服雖有食積亦能自消宜倍加白朮半夏山查若胎前紅痢以紫蘇飲加神麯茯苓白朮澤瀉治之身不熱者加木香此藥治紅白痢皆妙然不腹痛者則可

一妊娠痢疾無分赤白以養胃湯主之始終以此方為主胃苓湯亦可如五箇散服一二劑亦無妨蓋食生冷而痢者非薑桂不能除也

一胎前赤白痢疾宜服香連朮苓湯若赤多於白者傷於血分重也宜連多於香若白多於赤者傷於氣分重也宜香多於連此藥水火相濟隨其虛實用之

一妊娠下痢赤白穀道腫痛宜香連丸治之無他劑也

香連丸

木香　香附　烏藥　白芍各八錢　麥芽

甘草　肉果　榴皮各五錢　厚樸　青皮

陳皮　蒼术　茯苓　猪苓　萊菔子

澤瀉各一兩　神麯一兩二錢　山查一兩二錢　白术二兩　粟殼七錢

黄連一兩　訶子三錢

煉熟白蜜為丸

一姙娠臨産下痢以梔子燒灰存性為末温湯送下即

止

一姙娠挾熱下痢純血以黄連解毒湯治之若下膿血

不止腹痛者宜黃連阿膠湯若純血如魚腦者以正氣散加烏梅陳皮若赤白相雜者亦以正氣散加黃連若噤口者以敗毒散加陳皮砂仁治之

黃連阿膠湯

黃連　阿膠　黃芩　雞子黃　白芍

敗毒散

人參　茯苓　枳殼　桔梗　柴胡

前胡　羌活　獨活　川芎　薄荷

生薑　甘草

一古云胎前痢疾產後不止謂因痢下胎故也脉必沉

細則生洪大則死

一凡胎前霍亂治法與平人同若四時霍亂吐瀉宜服霍香散如轉筋入腹悶絶者宜服木瓜湯加蘇葉藿香其在夏月轉筋入腹悶絶者以黄連香薷飲或竹茹飲或五苓散或縮脾飲或人參白术散選而用之

如霍亂腰痛吐逆不止宜白术散

霍香散

霍香　白芷　厚樸　紫蘇　大腹皮

桔梗　山查　半夏　橘紅　茯苓

甘草　生薑　大棗

木爪湯

宣木爪　紫蘇　茴香　吴茱萸

生薑　塩

黄連香薷飲

黄連　香藿　薑汁炒厚樸

竹藿茹飲

竹茹　人參　麥門冬　茯苓　半夏

生薑　甘草　淮小麥　大棗

縮脾飲

草果　烏梅　甘草　生薑

水煎冷服

人參白术散

即前白术散

白术散

白术　枳殼　益智仁　良薑　橘紅

生薑

一胎前瘧疾宜養胃湯草果飲青皮飲若停食感冷而

發瘧者宜驅邪散治之

草果飲

草果飲　紫蘇　青皮　良薑　川芎

甘草

青皮飲

一青皮　草果　厚樸　紫胡　黄芩

半夏　白朮　茯苓　生薑　大棗

驅邪散

白朮　茯苓　陳皮　甘草　草果

良薑　藿香

一有患胎瘧者一遇有胎瘧病即發此人素有肝火遇有孕則水養胎元肝虛血燥寒熱往來似瘧非瘧也以逍遙散清肝火養肝血兼六味丸以滋化源

一凡胎前嘔吐有寒有食有痰有血虛寒用理中湯食用五積散痰用旋覆花湯血虛用八珍湯

一胎前呃逆不已此乃氣不順也以紫蘇飲加蘇子茯苓半夏薑汁治之然亦有胎死腹中冷氣侵蒸而作呃者宜下其胎則呃自愈矣

一胎前吞酸者此乃火也以四物加黄柏知母之類或旋覆花湯治之

一胎前停食感氣須帶安胎飲起劑治之虛則加炒砂仁或紫蘇飲加神麯山查木香治之實則養胃湯加砂仁薑倍用之或加味二陳湯或平胃散治中湯正

氣散俱加蘇葉木香

加味二陳湯

半夏　陳皮　茯苓　甘草　山查

砂仁　香附　木香　蘇葉　川芎

山精

一姙娠小便澁少遂成淋證謂之子淋宜服安榮散去

滑石治之臨月加梔子然猶恐損胎不可輕投或用

地膚子湯若胎前小便頻數亦名子淋宜服内補湯

安榮散

人參　麥門冬　當歸　川芎　通草

滑石　燈草　細辛　甘草

地膚子湯

地膚子　黄芩　知母　枳殼　赤苓

車前子　通草　升麻　甘草

一胎前大便閉者以枳殼歸靈散治之或大小便俱閉結宜四物湯加黄芩枳殼木通赤苓茯或大腹皮飲或八正散或但小便閉者以四物湯加木通赤茯苓治之亦有傷者血不能去令尿梗痛服童便木香酒亦可治之但通後即發不若紫蘇飲加木通畧用山梔童便若非内傷發熱加黄芩治之

枳殼歸靈散

枳殼　當歸　川芎　熟地黄　白芍

大腹皮飲

大腹皮　厚樸　香附　紫蘇　藿香

白芷　桔梗　半夏　茯苓　陳皮

甘草

八正散

車前子　木通　瞿麥　扁蓄　滑石

甘草稍　梔子　燈心

一胎前尿血者熱證也以四物湯加凉藥治之或五苓

散去桂加阿膠車前茅根或酒蒸黃連丸或導赤散

或八正散

酒蒸黃連丸

黃連半觔淨酒二升浸以瓦罨置甑上蒸至爛取出

晒乾右爲末滴水丸每服五十丸食前温水下

導赤散

生地黃　黃芩　木通　赤苓　草稍

一妊娠大便去血者宜四物湯加京墨汁服之極妙若

腸風臟毒者枳殼散烏梅丸敗毒散治之

枳殼散

枳殼　甘草

烏梅丸

烏梅　訶子三錢　黄芩五錢　乾薑三錢　地榆

黄連　枳殼　厚樸　青皮　香附

神麯　滑石　白芍　歸身　阿膠

茯苓各一兩

一妊娠漏溺不知出者亦屬子淋遺溺不禁宜以桑螵

硝散治之

桑螵硝散

桑螵硝炙　益智仁　鷄毛灰

為末酒調或米飲下

一胎前不語者為啞胎若痰氣閉其心竅者用二四湯倍加砂仁蘇子薑汁治之亦有啞胎不須服藥産後自愈蓋胞絡貫腎繫舌本胞絡悎故不能言書曰瘖十月復矣

一胎前耳忽聾目忽昏者或因氣血不足或因暴怒火動皆能致此證也以安胎飲加生血藥治之或用十全大補湯或補中益氣湯加蒼蒲連柏治之

一胎前手足麻木此屬血少宜養血安以八物湯為主之

一胎前鼻衄者産後多未害盖胎以血爲養豈可漏溢乎不惟鼻衄諸所見血同論宜服紫蘇飲加黄芩炒焦如吐衄以必勝散治之

必勝散

一人參　當歸　熟地黄　川芎

小薊　炒蒲黄　烏梅肉

右等分爲粗末水煎去滓服無時

一胎前虚汗如雨以麥煎散當歸六黄湯主之若風邪出汗者治法與傷寒同

麥煎散

白朮　牡蠣　麻黄根　黄芪　芍葯
麥冬　茯苓　地骨皮　甘草　柴胡

當歸六黄湯

當歸　生地黄　熟地黄　黄芪　黄芩
黄連　黄柏

一胎前口中咯血者以扁豆散治之

扁豆散

白扁豆　人參　枇杷葉　半夏　白术
生薑

一姙娠鬼胎者其脉乍有乍無乍大乍小浮沉不一也

雖有形而不動如抱甕之狀按之氷冷此即邪氣也宜用補虛活血之藥以治之若果係是胎而不長養以黄芩散調之

黄芩散

黄芩　白朮　人參　黄芪　茯苓

陳皮　甘草　麥冬　川芎　前胡

生薑　大棗

一妊娠兒在腹中叫哭不須服藥產當愈也或用黄連湯濃煎常服之

一凡妊娠數墮胎者乃血氣不足也若腰腹痛甚者以

四製香附丸與安胎飲治之如赤白帶淋者香附丸

加艾葉四兩

四製香附丸

香附一觔酒醋童便薑汁四製加

當歸　川芎　知母　吴茱萸　紅花

木香

一婦人有胎即隨其脉左大無力重取則濇乃血少也

濃煎白朮湯調黄芩服之或以固胎飲入糯米煎服

固胎飲

白朮　茯苓　甘草　川芎　當歸

熟地黄　白芍　黄柏　黄連

一懐胎月數未足而腹痛胎動不安如欲產者宜杜仲丸用芎藭補中湯加知母酒調送下若氣酒虚弱不滿月數而胎墮者名曰半產宜用芎藭補中湯治之後以養新去舊扶危補虚之劑以調養之

杜仲丸

薑汁炒杜仲　川續斷

爲末棗肉搗丸如桐子大每服三十丸米飲送下

一半產除跌蹼傷損外前次或三四月墮後期必應此乃其乘虚也須養其血氣固其胎元以八物湯加膠

芝條苓之類治之俗以條苓爲冷物寒凉之藥不敢用不知胎孕宜清熱養血使血循經絡而不妄行然後胎能安也

一妊娠腹痛與之安胎飲不效與之消食通氣亦不應但血腹近下處腫脹浮滿發光者此由孕癰宜服補劑如未潰者用十補托裏散已潰者加黄芪蓋黄芪作膿泄者則愈矣或用烏梅牛皮膠煎亦可

十補托裏散

人參　黄芪　當歸　川芎　厚樸

肉桂心　白芷　防風　桔梗　甘草

一胎不動下墮腹冷如氷以佛手散治之

一姙娠因病熱薫蒸以致兒死腹中不出但服黑神散煖之其胎自下欲驗胎之死生看其母舌青色其胎是死或五積散去苓麻加木香杏仁治之或用香桂散加艾杏服之須臾即下也

黑神散

黑豆　當歸　白芍　肉桂心　乾薑

蒲黃　酒煎入童便服

一驗胎死宜去證視其母舌色指甲青黑者胎悶口中作屎臭此胎死矣宜以胃苓湯加樸硝三錢酒水煎

服其胎化水而下若生胎用此法不惟不效反傷母命慎之慎之

一妊娠忽然心腹刺痛悶絶欲死者名曰中惡此乃邪惡毒氣衝胎傷人也宜服當歸散

當歸散

當歸　川芎　丁香　吴茱萸　青皮

一懷胎苦於難産若氣實者宜耗其氣以瘦胎飲服之以氣弱者以紫蘇飲去芎加术治之即達生散也

瘦胎飲治難産五六日不下者及婦人交骨不開者

一服此葯約行里許立效

川芎　當歸各一兩　敗龜板一個酥炙　多生婦人髮一握燒存性

每用三錢水煎服

一娠娠臨月欲瘦胎易生世多用枳殼散此方本能瘦胎易生者然胎肥實則可否則僨事不若救生散之妙且能安胎有能益氣或以紫蘇飲加枳殼香附治之亦通

救生散

人參　訶子　白术　神麯　麥芽

陳皮

各等分爲末每服三錢

一孕婦未產而乳汁先來者名曰兒泣生子多不育

一妊娠煩躁悶亂口乾臟熱宜知母散

知母散

知母　黄芩　麥門冬　黄芪　甘草

赤苓　入桑皮煎再入竹茹煎服

一妊娠未產而胎水先下者應以無憂散治之

無憂散

一枳殻　艾葉　亂髮　乳香　當歸

川芎　芍藥　水煎服

一妊娠轉胞不浮小便由中氣虚怯不能舉胎胎壓其

胞胞系了戾小便不通以補中益氣加升舉之藥令下竅通則愈

一胎前轉胞不滑小便證不同論有稟受弱者有憂悶多者有性急躁者有食厚味者有過忍小便者此皆用利藥便可解滑因思胞不自轉為胎所壓轉在一邊胞系了戾不通立則尿下蹲則不能胎若舉起於中胞系自踈水道自利故此胎逼小便不通名曰轉胞若尿出不止者名曰胎漏治各有方若不滑尿而腹脹者宜八味丸治之或丹溪參朮飲服過以指探之吐出藥汁少頃氣定又與之亦然立則溺下蹲則

不能者宜五苓散治之過忍小便至久不通者以滑石末葱湯調服或紫蘇葉葱白良薑煎湯薰洗前陰亦可

一胎前無故悲泣不止象若神靈謂之臟躁悲傷宜用竹茹湯甘麥大棗湯或以紅棗燒灰存性米飲下

竹茹湯

竹茹　人參　麥門冬　半夏　茯苓
生薑　甘草

甘麥大棗湯

甘草　淮小麥　大棗

一安胎與固胎不同血虚欲墮而補之者謂之固胎氣不和而順之者謂之安胎安胎以順氣凉血爲主固胎以生血補氣爲主

一姙娠經水雖不多或一月一至者名曰漏胎有氣虚者有血虚者有熱者有風者有因血盛者有因多氣而動血者又有因事而下血者非止一端若氣血虚者以膠艾四物湯加烏梅或四物湯加參术升麻若虚而挾熱者以紫蘇飲加條芩白术阿膠炒仁治之若因事而下血者以佛手散加枳殼黄芩白术若因氣而動血者因血盛而自至也不須服藥而胎亦無

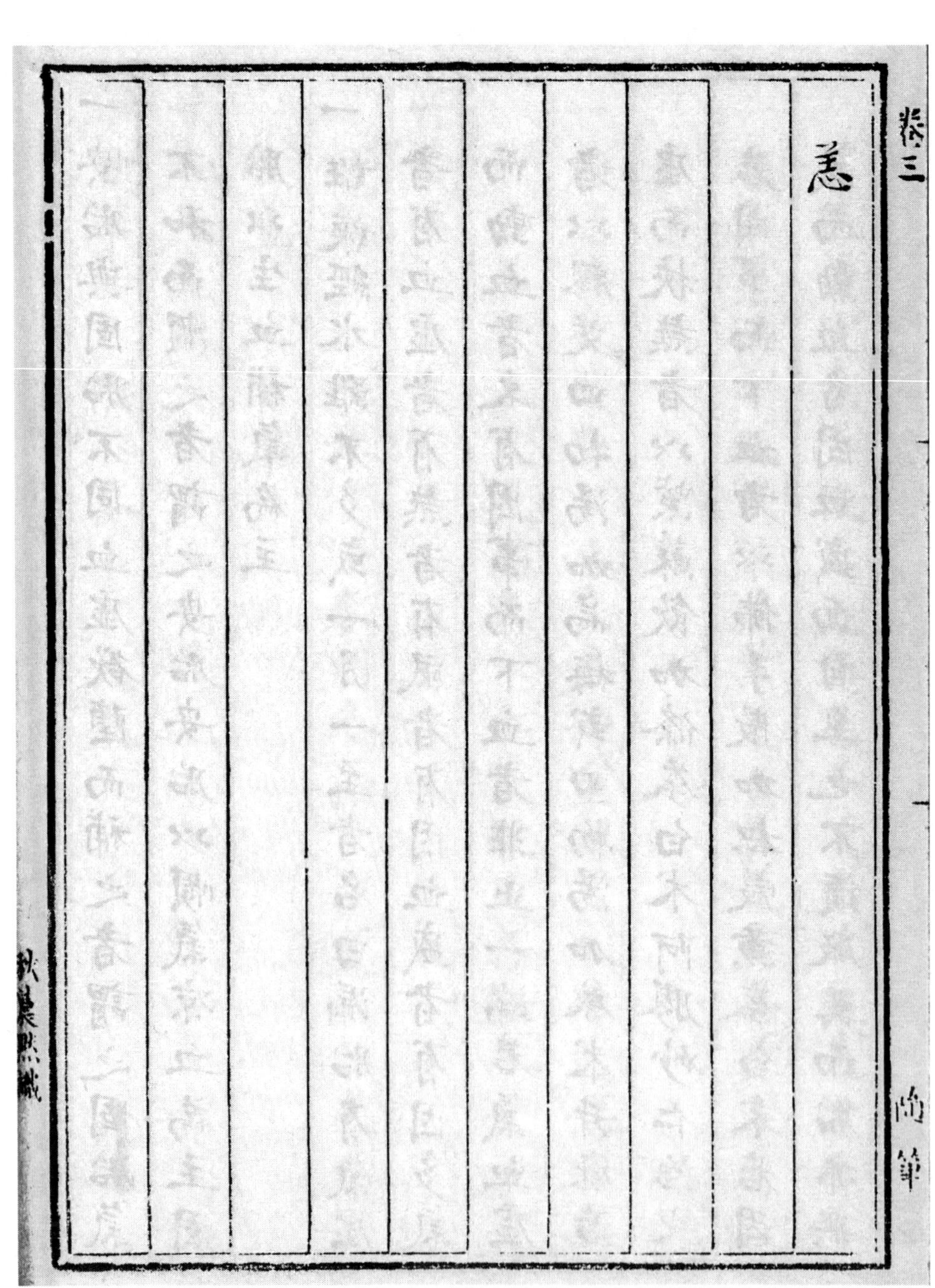

恙

臨蓐

一妊娠至臨月，當安神定慮，時常步履，不可多睡飽食過飲酒醴雜藥。欲產時不可多人喧鬧愴惶。若見漿水腰間痛甚，是胎已離經，方用藥催生坐草，不可早服催生藥、早坐草。

一臨蓐切忌飲酒，酒性多熱，口臭出血多，致不救。急與二四加行血藥入童便治之。

一凡見在腹，男負陽背陰，女負陰背陽，首上足下，臨產側轉順出。其有橫生逆產之患者，因產母忍痛曲腰眠卧，不肯舒伸行動，倒運不轉故也。故坐草不宜太

早須再扶行運動方免禍患徒及氣血不足則誤矣
若產艱遲難者此方可歸罪於氣血也
一臨產切戒驚嚇致產婦恐怖氣怯上閉下脹氣乃不
行不候時至妄亂用力逼兒錯路以取前禍譬如登廁
一時候未至用力何益急用紫蘇飲以寬氣
一臨產腹痛而不甚痛者產未至也切勿使坐婆探候
雖臍腹痛尤當熟忍扶挾而行凭物而立必俟腰腹
痛極不已轂道如挺併目中火生胞水已破尺脉切
一如繩珠之狀便當順產其有橫逆倒生者皆由先期
動手風入產戶以致腫脹門戶狹小乾澁故也臍帶

繫於命門兒將育時兩手動蕩使帶脫落然後浮出安浮不痛諺云瓜熟蒂落粟熟自出此喻最善若夏時之盛暑宜深屋宇多貯清水預防血暈不省之患若值盛寒多宜閉户生火向煖下部宜厚衣覆裹庶免胎寒血結之患矣

一凡臨月忽然腹痛或作或止或三四日或數日胎水下而痛不急者名曰弄胎非產也不必藥治

一姙娠臨產胞水未破而血先下此是傷胎腹不痛者八物湯與安胎飲治之若胞水已破此是欲產宜服

一紫蘇飲以生其氣血也

一娠婦或足月忽然腹痛似欲生產卻又帶事名曰試產非產也不問胎水來與不來但寬心等候時至但服紫蘇飲加枳殼理之

一臨蓐胎水放盡而胎不下以無憂散加紫蘇服之或胎肥氣逆毋瘦血少亦宜服此方

一凡婦有十產之證子母須臾者為生收生不可不慎也月滿腰痛谷挺併漿破血用藥攻催謂之催生嚴寒天氣血凝水道兒不能生謂之凍產盛暑時月熱氣逼蒸昏暈如醉而不能生者謂之熱產月分不足謂之半產有胎即墮謂之小產坐草太早努力過多

兒身倒運不轉先露足者謂之逆產先現手者謂之
橫產兒頭或注一邊者謂之偏產若臍帶絆住兒肩
一謂之凝產倘子腸先出名盤腸產或腹痛時作時止
漿水淋漓名曰試產臨生坐着一物抵住兒頭不能
生動謂之坐產此皆不明生育之理臨時愴惶到有

一此等保產者能不預為講明乎

一偷生與村姑等婦無難產者有娠時運動不惜臨產
不能不忍故也

一金匱曰新產婦人有三病一者病痙二者病鬱冒三
者大便難皆因氣血虛耗亡津液腸胃乾涸故有

此證其脉微弱嘔不能食大便堅頭汗出如此者血虚而厥上故冒冒欲解故大汗出以血虚下厥孤陽上浮故頭汗出所以産婦喜汗出者亡陰血虚陽盛故當汗出陽盛陰虚所以大便堅嘔而不能食也

一難産者以白芷散治之甚者不過再服

白芷 百草霜

為末用童便酒煎熱服

一凡交骨不開産門不閉子宮不收三證皆由元氣素弱胎前失於調理致血氣不能運動而然交骨不開者陰血虚也佛手散加亀板産門不閉者氣血虚也

秋晨默識

十全大補湯加五味子收之子宮不斂者補中益氣湯加醋炒白芍五味如初產腫脹痛而不閉者補中湯加半夏茯苓以健脾使元氣復而諸疾自愈切忌寒凉之劑又曰交骨不開者陰氣虛也龜爲至陰則交錯相解故用之

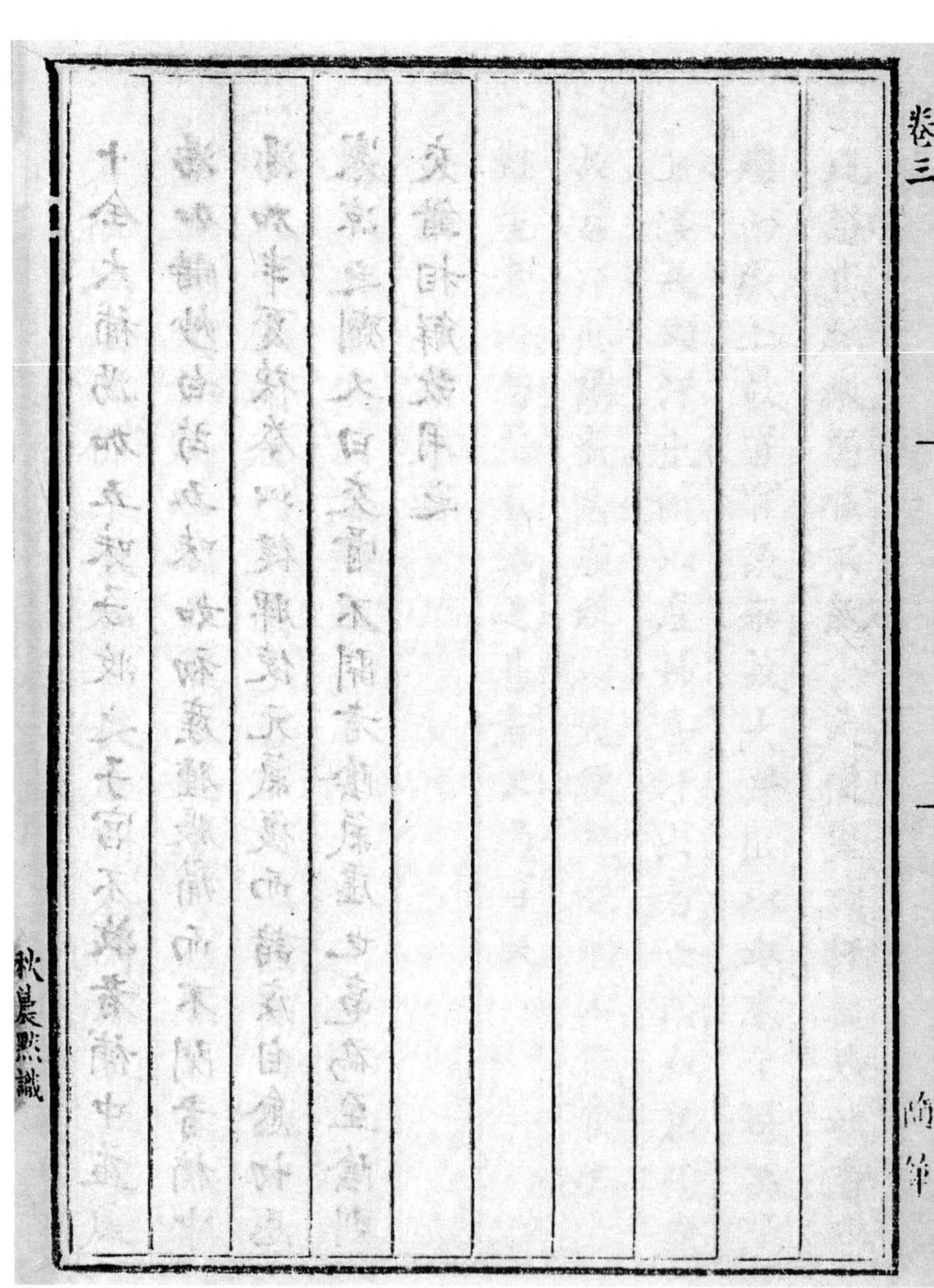

邯鄲遺稿卷四

一趙養葵先生原本　　吳趙英升元一叅閱

産後

一凡新産婦人氣血大損諸事必須保重切不可恃徤勞碌致內傷外感六滛七情諸證爲患莫測故産後證先以大補氣血爲主雖有他證以末治之或欲去邪必兼補劑爲當不宜常用峻厲再損血氣也

一或問産後證丹溪云當大補氣血爲主雖有雜證以末治之又云産後中風切不可作中風治用風藥然則産後不問證諸悉宜大補氣血乎曰詳主末二字

其義自明虛而無他證者合宜大補氣血自愈或因虛而感冒風寒者補氣血藥帶驅風之劑或因脾虛而食傷太陰者補氣血加消導之劑或因瘀血惡露未盡而惡寒發熱者必先逐去瘀血然後大補經曰有本而標之者有標而本之者又曰急則治標緩則治本丹溪之主末二字即標本之意也

一大凡新產之後血氣衰弱脉必沉細緩滑為正實大弦牢堅急不調為反正則吉反則凶

一產後切不側卧免致敗血流經若流致膝輕則無妨重則生癱其病難愈安得不慎

秋晨默識

一纔生產時切戒飲酒臟腑皆虛不勝酒力多致眩暈宜用黑豆炒出烟同羌活入酒煎飲之避風邪養氣血下惡露行乳脉也

一產婦胞衣不下惡露不盡攻冲心腹刺痛或血暈神昏眼黑口噤宜服黑神散若臨產難生及胞衣不下

一血暈不省人事者敗血攻冲心腹刺痛語言狂妄困頻垂死宜用琥珀黑龍丹若敗血攻心迷暈或胞衣不下胎死腹中垂危者但心頭煖急以童便調花蕊石散服之不能服者灌之若胞衣不下寒熱腹痛以五箇散去茯苓麻桔主之

花蕊石散

花蕊石一觔燒透輕者爲上　硫黄四兩

右二味拌勻入瓦礶内將泥固口候乾放磚上以炭火經宿候冷取出爲末童便調服

一因墮胞胞衣不出及胎死腹中宜牛膝散或大黄醋熬成膏爲丸醋湯下

一胞衣不下稍久因倦敗血流入胞中因血脹滿衝心喘急疼痛危篤先用物繫住臍帶然後斷之否則胞上掩心危在傾刻須令産母口啣髮尾滑嘔噦即時

一下矣或單將萆麻子搗爛塗脚底若胞下隨即洗去

如遲恐傷母腸亦下慎之如胞無衝掩等患雖延數日亦不害人止要產婦安心終自下矣

一產後中風中氣口噤湯藥不能下者用舊油編箕燒存性爲末擦其牙根即開應驗然後主意用藥

一婦人分娩昏目瞑目因陰血暴亡心神無所養心與包絡君火相火也淂血則安亡血則危矣火上熾故令人昏冒火乘肝令人瞑目不省人事是陰血暴亡不能鎮撫也經云病氣不足宜補不宜瀉瞑目合眼病悉屬陰暴去有形之血則火上熾但補其血則神自安心淂血則能養而神不昏迷矣

一產後滿急神昏口噤不省人事宜破血行血以黑神散四烏湯琥珀黑龍丹花蕋石散擇而用之

一產後用心使力過多虛暈宜補氣血之藥加香附薑棗煎服即愈

一產後子腸不收急用枳殼煎湯服即收若素多風疾

一因產乘虛作暈以四烏湯加羌活防風

一產後下血過多虛暈神昏煩亂當補其血服清魂散

清魂散

澤蘭葉 荊芥 川芎 人參各一錢

甘草五分

秋晨默識

一產後眩暈卒然間難辨其虛實但以勿問散治之如
飽悶加蘿子陳皮
勿問散
荊芥　澤蘭　當歸尾　山查　川貝
一丹皮　川芎　元胡索
一煎好沖入童便服
若血暈昏迷不省衝心悶絕此宜行血醒血理之以荊
一芥散或鹿角散或五靈四物湯主之
鹿角散
一鹿角四两燒灰存性爲末童便酒調下

五靈四物湯

即四物湯加五靈脂半生半炒

一產後血暈因氣暴虛痰火泛上作暈以二陳湯加貝母竹瀝薑汁童便凡導痰隨氣血加減氣虛加氣藥血虛加血藥或以十全大補湯加橘紅黃芩黃連

一產後血氣上攻心腹刺痛悶亂宜元胡散加烏附或用琥珀散治之

元胡散

元胡索　桃仁　枳殼　官桂　川芎

一熟地黃　艾葉　橘紅　生薑　當歸

赤芍

琥珀散

一琥珀　蒲黄　香附　蓬术　桂心

烏藥　没藥　木香　當歸　丹皮

一赤芍　元胡索

一産後敗血衝心，或歌舞，或駡詈，或笑怒，或踰垣咬打

一神名佛號無一不知，似有鬼祟之狀，此病五死五生

宜龍齒清魂散治之

龍齒　茯神　麥門冬　遠志　人参

當歸　甘草　元胡索　大桂心　細辛

黄金　紋銀　生薑　大棗

煎好調麝香一錢服之或将金銀薑棗先煎百餘滚

調入麝香一錢在内前藥煎好一並服之

一産後敗血衝心衝胃此是危證衝胃則飽悶嘔逆衝

心則癲狂錯亂速急用藥多致不效不可不知

一産後口中暴溢血者名曰暴血冲心宜元胡散治之

若經惡露已盡日久而嘔嗽出血者治法與常人同

一新産禁用芍藥因酸寒能伐發生之氣若腹痛非芍

藥不能止以酒炒用則不妨若以醋炒猶能治兒枕

塊痛酸以收之之意也如補虚時黄芪可代

一產後敗血腹痛寒熱名兒枕痛若無塊輕以四烏湯治之若有塊重則以醋箇散治之須量人虛實而用

一大抵產後禁用稜术二味必元氣實者方可用之若瘦弱者只可服四烏湯若不效嗽加官桂些須亦可以行血倘飲食不進而四烏湯不濟事乃用醋箇散治之然亦不宜多服

醋箇散

三稜　蓬术　官桂　赤芍　香附

烏藥　甘草　醋煎服

若兒枕塊凝滯小腹刺痛宜琥珀黑龍丹或三聖散或

元胡散或桃仁承氣湯三聖散加青皮山查五靈脂

蒲黄治之亦可

桃仁承氣湯

桃仁　蒲黄　當歸　川芎　赤芍

甘草　肉桂心

三聖散

肉桂心　當歸　延胡索

一產後惡露不行小腹刺痛甚至發熱者宜四烏湯因

怒氣相搏刺痛以五積散去當歸芍葯加醋童便服

一腹臍間急痛不止因瘀血未盡行也宜當歸鬚散佛

一腹臍間急痛不止因瘀血未盡行也宜當歸鬚散佛手散加肉桂丹皮元胡索蒲黄烏藥香附童便煎治之若惡露不行腹痛兼冒風勞碌寒热者以三元散治之則愈矣

三元散

一柴胡黄芩人參半夏茯苓生薑當歸白芍川芎大棗熟地黄

一產後月餘因怒氣惡露不止如有塊淡紅色似米粒者以九仙散治之

九仙散

一蒲黄 青皮 黄芩 甘草

丹皮 芍藥 當歸 川芎

將蒲黄青皮黄芩炒黑爲末同煎服

一産後惡露不快小腹急痛有塊者及發熱頭暈宜用

三五積散加醋抄許童便服之

一産後兩月餘惡露不止腹痛宜服加艾湯

加艾湯

熟地黄 當歸 白芍 川芎 阿膠

艾葉 香附 青皮 地榆 蒲黄

甘草

一產後小腹刺痛不止以四烏湯加桂心童便酒煎或佛手散加蒲黄元胡索官桂童便酒煎盖小腹攻痛蒲黄必用如痛腹以平胃散去甘草治之

一如胎前原有陰火證至產後去血過多必大發熱煩躁汗出等證若依前法大補氣血其證必甚當用逍遥散以清肝火養肝血因去血既多肝虛血少之故不可泥於氣血之論也

一產後乍寒乍熱有二有陰陽不和有敗血不散寒熱相似虛實不同但小腹不痛者是陰陽不和也宜用

芎歸散治之不可作瘧治又當量其虚實加減四物湯治之若小腹刺痛者是敗血不散宜五積去麻黄加香附

一産後兩三日覺壯熱頭疼胸膈刺痛不可作傷寒治此乃乳脉將行宜服玉露散

玉露散

人參　茯苓　甘草　當歸

川芎　芍藥　白芷　桔梗

一産後去血過多陰虚内熱頭痛晡時尤甚與大病後虚煩相似宜服人參當歸散若小腹痛甚手足麻木

及遍身麻暈如死者痰與血虛也宜四物湯加香附

治之蓋血虛証亦能作小腹痛但重按按痛若緩者

是血虛也

人参當歸散

人参　當歸　丁香　青皮　先用吴茱萸

一果係去血過多腰腹空痛者宜用補劑以止爲愈在

一於隨證用藥可也

一產後談語者須問其去血多少產婦雖不能言然旁

者可知宜用活血藥清魂散元胡散或服四物加易

湯亦可

熟地黄　當歸　白芍　川芎　陳皮
山查肉　半夏　甘草　茯苓　桃仁
一薄荷　生薑
一產後去血過多發譫語者論曰心主乎血因產耗血過多心神失守故發譫語雖宜大補氣血又不可太峻必知真正十分虚極則可補又必先用活血藥禁用行血藥也若汗出者宜養榮湯麥煎散臨時酌而用之
一產後狂言譫語如見鬼神者其原不一有因驚風言語顛倒心神恍惚不定者宜用琥珀散有因心虚驚

悖言語錯亂不知人事目瞪不能吽者呼宜用龍齒清魂散有因敗血攻心狂言顛語錯亂者宜用元胡散有因風寒致令惡露不行憎寒發熱儼如瘧狀晝則明夜則昏者此乃熱入血室宜服琥珀地黃丸或小柴胡湯或四物湯加柴胡亦可若產後譫語熱甚脉大而有力者難治此證不與之藥為妥也如脉沉細滑小者尚可圖治若產後去血過多因虛而發譫語者宜以二四湯去地黃略加山查薑汁治之不可專以痰斷亦不可血迷心竅也

琥珀地黃丸

琥珀另研 元胡索炒 當歸各二兩 蒲黃炒四兩

生地二兩取汁留渣 生薑二兩取汁留渣

用薑汁炒地黃渣地黃汁炒薑渣互炒汁乾為度共為末蜜和丸如彈子大當歸湯送下一丸

一產後心虛怔忡不定言語錯亂者宜茯神散

茯神散

茯神 遠志 麥門冬 人參

當歸 山藥 肉桂心 甘草

一產後不語者此乃敗血迷心竅心氣不通氣塞於心舌強不語不必恐疑但服七珍散弥月愈矣若發狂

秋晨點識

者加辰砂治之

七珍散

人參　石菖蒲　防風　細辛

川芎　生地黄　甘草

加辰砂即名八珍散

一産後冒風不語者以小續命湯加薑汁治之若痰閉

心竅不語者以二四湯加竹瀝薑汁治之若舌强不

語眼花發狂及胞衣不下心腹脹滿者宜琥珀地黄

丸

小續命湯

麻黄　桂枝　杏仁　芍藥　甘草

防風　黄芩　人參　附子　川芎

防己　生薑　大棗

一產後乍見鬼神言語顛倒因產暴虚敗血挾邪氣攻

一心醫者誤爲風邪謬矣以調經散加龍腦服之則安

或用琥珀地黄丸亦妙

調經散

赤芍藥二錢五分　没藥一錢　桂心一錢　琥珀一錢

當歸二錢二分　麝香五分　細辛五分

右七味爲末和匀每服五分温酒入薑汁少許調服

一產後發熱自汗日久不止名曰蓐勞宜服逍遥散若
蓐勞因虚發熱自汗不止或遇風邪復發宜黄芪湯
加麻黄湯根浮小麥治之
黄芪湯
黄芪　白术　防風　牡蠣　熟地
茯苓　麥冬　竹葉　甘草　浮麥
大棗
一小產後蓐勞有汗以增減柴胡湯治之若半身出汗
又宜二四湯
增減柴胡湯

柴胡　人参　芍藥　川芎　半夏

甘草二四　陳皮　生薑　大棗

一産後盗汗自汗等證多由血虚生热不可大補宜以逍遥散爲主若用補中益氣湯内有升麻柴胡不能歛汗不若逍遥散能止汗兼治血虚也如氣虚血虚兼者必用八物湯養榮湯並治

一産後不可輕發汗如已有汗尤不可再發汗也　如虚汗兩手拭不乾者不可治也

一産後中風醫血爲要不可先治風敗血滑行則止也

一宜清心牛黄丸不語者乃風觸陰户也以小續命湯

治之若手足癱瘓者敗血入經絡也宜五積散或二四湯加桔梗活血入薑汁治之若讝語以二四加消食活血之藥入薄荷薑汁少許治之産後中風不過痰氣血虛也故二四湯不可缺若眼合而痰喘者尤宜服之

西牛黄三錢　陳胆南星一兩　黄連五錢薑汁浸炒　當歸三錢五分　甘草三錢炙　辰砂五錢水飛

爲極細末蒸餅和匀分作五十丸金箔爲衣候乾蠟護臨服剖開生薑湯薄荷湯人參湯量虛實選用調化服

一小產後因受氣忽跌惡露未盡迷悶不語人事不知者以二四湯加紅花山查薑汁治之

一產後惡露未盡而中風口噤角弓反張者以荊芥散加豆淋酒或童便治之又當歸末豆淋酒童便治之口噤者吹鼻中尤妙

一產後中風口噤角弓反張以小續命湯或交加散治之若中風口噤四肢頑痺不仁弓角反張者宜羌活酒服之汗出則愈也

交加散

生地五兩取汁留渣　生薑五兩取汁留渣

互相浸一宿次日各炒乾為細末加竹瀝酒調服

一又方加當歸地黄

羗活酒

一羗活防風用黑豆一升炒黑令烟盡同二味浸好酒内入瓶中重湯煑半日候冷開飲

一産後剛柔二痙以五積散加麝香煎服益痙者口噤者不開背强面如癎狀揺頭馬鳴身反折氣息如絶者是也

一産後半身不遂言語蹇澁恍惚不定宜天麻散

天麻散

天麻　防風　羌活　硃砂水飛各一兩

一殭蚕炒七錢五分　乾蝎炒五　五靈脂炒　白附炮五錢　雄雀糞炒

牛黃另研各二錢五分

右爲細末糯米飯爲丸如桐子大每服二三十丸薄

一荷酒送下日進二服

一產後麻木血少也宜生血補虚爲主以八物湯治之

一產後中風惡候眼合肝絶手撒脾絶口開心絶鼻鼾

肺絶遺尿腎絶

一凡初產傷寒切不可用小柴胡因有黄芩容易停血

恐傷人也

一產後中寒以理中湯治之如惡露未盡去參宜用五箇散此方不論吐瀉有無皆可服也

一產後傷寒脉細四肢煖者生脉大四肢冷者死益熱病之脉固當洪大但產後血氣但虛亦所不宜勿以陽病見陰脉論也

一產後內傷與暑病者與常不同論

一產後惡露未淨而兼傷風欬嗽腹痛者必行血理氣爲先輕則以四烏湯川芎爲君重則以二四湯如不解以五箇散加行血之劑治之如兼瀉者亦以五箇散治之但薑桂少用爲上若惡露既盡小腹不痛而

傷風頭疼者不拘欬嗽痰有無有汗者旋覆花湯治之不欬嗽而重感者芎蘓散治之虛汗出者參蘓飲內傷而瀉者但以五箇散治之不必用行血之藥也

一產後勞碌感冒頭痛寒熱者宜服三元散

一產後重感傷風骨節皮膚皆痛未汗宜服敗毒散治之若虛者只可服五箇散若惡露盡後兼痰飲十分虛者宜用參蘓飲治之若產後虛甚而着風者不可專與之發散必須逍遙散治之其效雖遲漸解無失也

一產後蓐勞寒熱頭疼者宜增減柴胡湯治之

一産後傷風寒熱者以五積散發之

一産後傷風寒熱者欬嗽喘急痰涎壅盛者以旋覆花湯但欬而無痰者加麻黃見汗則止有汗勿服

旋覆花湯

旋覆花　赤芍　荊芥　前胡

半夏麯　炙草　茯苓　杏仁炒

五味子　麻黃各等分

右㕮咀每服四錢水一盞半生薑二片大棗一枚煎至七分去滓食前服有汗者不宜服

一産後血虛寒熱者治之以逍遙散若寒熱往來者宜

一小柴胡湯主之如久坐多語勞力頭目四肢寒痛寒
熱如瘧名曰蓐勞以茯苓散治之
茯苓散
一茯苓　人參　黃芪　桂心　當歸
一川芎　白芍　熟地黃
用猪腰子一隻去膜生薑三片大棗二枚水兩盞煎
淀湯代水煎前藥
一產後冒寒頭痛發熱足冷者以芎藭散或五積散亦
一可
一產後偏正頭疼宜川芎茶調散治之又不如敗毒散

之尤勝合五積散原治敗血流經之劑耳

川芎茶調散

川芎　荆芥　薄荷　白芷　防風

羌活　細辛　甘草　方加香附

右等分爲細末用茶煎濃調服

一產後大發熱者必用炮薑治之何也此熱非有餘之邪乃陰虛生熱也故乾薑炮用之其入肺則利氣入肝則生血其妙在此也

一產後大失血者陰血暴亡必大發熱名曰陰虛發熱此陰字正謂氣血之陰若以涼藥正治必斃正所謂

證象白虎誤服白虎必死此時偏不用四物湯何也

一有形之物不能速化幾希之氣所當急固宜急用獨參湯或當歸補血湯使無形生出有形來陽生陰長之妙不可不知也

當歸補血湯

黃芪一兩炙 當歸二錢酒洗 空心服

一產後日晡發熱轉甚非柴胡不能治以四物湯加柴胡或四物湯合小柴胡湯治之亦可

一產後欬嗽痰盛者宜旋覆花湯治之如血未盡則先

一治血後發散可也或二四湯加消毒為善

一痰火怔忡嘈雜宜茯苓半夏湯

茯苓　半夏　黃連　黃芩　杏仁

瓜蔞　香附　竹瀝　當歸　熟地

川芎

一産後食塩太早而欬嗽者此症難治不輕與藥

一産後惡露上流肺經欬嗽與平人同治以二母湯去

參爲妙

二母湯

知母　貝母　杏仁　桃仁　人參

一茯苓

一產後喘嗽者此乃危急之候若不嗽而獨喘者尤甚不宜與藥不得已以二四湯加薑汁紅花山查枳殼二之類古曰諸喘皆凶若敗血上薰於肺而喘者名曰孤陽絕陰此證難治勉用奪命丹若傷食感寒而喘一急者宜用五積散治之若傷風寒痰喘者旋覆花湯一治之

奪命丹

黑附子炮五錢　牡丹皮一兩　乾漆炒烟盡二錢五分

一右為細末用米醋一升大黃末一兩同熬成膏和前一藥為丸如桐大每服五七丸溫酒下

一產後勞碌乾欬嗽者以二四湯加活血藥治之如惡露已盡宜知母茯苓湯或八物湯加黃柏知母治之或雞蘇散

知母茯苓湯

知母　茯苓　甘草　五味　人參

一薄荷　半夏　柴胡　白朮　款冬

一桔梗　麦冬　川芎　黃芩　阿膠

右水煎生薑三片

一產後哮喘過產而發者宜以寧肺湯治之

寧肺湯

杏仁　桑皮　蘇子　細辛　枳殼

一阿膠　烏梅　半夏　茯苓　陳皮

甘草　生薑　大棗

一產後外感兼瀉者以五箇加行血藥

一產後血瀉者以胃苓湯加山查神麯半夏治之若腹痛拒按者加消食藥如有惡露加活血藥治之

一產後食瀉者宜養胃湯如惡露不盡者以五箇散加桃仁治之或胃苓湯加桃仁歸尾紅花若水瀉者以平胃散加香連治

一產後暑瀉者宜胃苓湯加香薷如惡露未盡以桃仁

秋晨默識

以紅花治之

一產後寒瀉者宜五積散如惡露已盡用白芍亦不必
用活血也若欬嗽者薑桂少用即理中湯亦可

一產後傷食者如惡露未盡以四烏湯加消食藥若瀉
者以五苓治之如惡露去多者宜五苓散如惡露去
多而不瀉者宜養胃湯

一產後冷熱不調上吐下瀉名白霍亂渴而飲水者宜
五苓散寒多不飲水者宜理中湯又霍亂吐瀉宜用
藿香正氣散

一產後嘔吐如惡露未盡者以二四湯加活血藥

一產後瘧疾如惡露未盡者以五積散加桃仁紅花山查神麯治之如已盡者以養胃湯加消食藥治之葢瘧雖不瀉然須預防脾胃爲要故用此劑也如兼瀉者用之尤妙熱多寒少以草果飲寒多熱少以生熟飲

一養胃湯治之久而不已者以七寶飲治之

生熟飲

一肉荳蔻豆草果厚樸半夏甘草

廣陳皮大棗

一生薑一半生用一半湿紙褁煨熟用和前藥煎服

七寶飲

一草果　檳榔　厚樸　青皮　陳皮

一當歸　甘草

一産後惡露未盡而痢以胃苓湯加桃仁雖日後去百次服之可驗如飽悶加紅花當歸而滑腸者禁用可服神麯五箇亦可

一産後惡露盡而痢者以胃苓湯加半夏神麯治之

一産後不拘赤白痢者以胃苓湯一方可治也雖有食積多服幾劑自愈

一産後冷熱痢者宜黃連阿膠丸

黃連去鬚三兩　阿膠碎炒一兩　茯苓去皮二兩

右以連苓為細末，水熬阿膠膏搜丸如桐子大，每服

一三十丸，空心温米飲下。

一産後痢疾，渴飲無度，宜用麥門冬烏梅煎湯，或用冬

一瓜汁亦可。

一産後赤白痢者，宜服香連朮苓散，又以四君子湯加

黄芪、粟殼治之。

四君子湯

一人參　白朮　茯苓　甘草

一産後氣虛下痢，用當歸芍藥湯。

一産後血痢，宜三黄熟艾湯。

三黄熟艾湯

黄芩　黄連　黄柏　艾葉　大棗

一產後痢疾之脉細小者生洪大者死

一產後下痢宜用參粟散

參粟散

人參　粟殼　白朮　蒼朮　枳殼

甘草　訶子　烏梅　當歸　桂心

一產後感寒而腹痛者以理中湯去人參治之

一產後因受氣而小腹脹痛者以分氣紫蘇飲如停食

一加消食藥治之

一產後敗血攻心而胃口痛甚者宜元胡散单胃口痛者以養胃湯治之

一產後腰痛而下注兩腹痛如雜刺入骨者敗血未盡而停住經絡也腎虛者以四物湯加黃柏或五箇散治之蓋此藥能除敗血去風湿也如盡後作痛者以四物湯治之則愈矣若產後去血過多而腰痛至月外者以補中益氣湯及内補湯治之

一產後半邊腰痛者多因側卧以致敗血流於一邊故也以四烏湯或二四湯加紅花桃仁治之若非血而痛者只因受氣而痛以二四湯併補中益氣去參加

活血藥治之如不嗽者加香附治之
一產後皮肉痛者此分感也若惡露未盡先服行血藥後服芎藭散若血已盡竟服芎蘇飲然此藥乃發汗之劑不可多服
一產後骨痛者若惡露未盡宜用五箇如不愈以四烏湯二四湯如小腹痛者加活血藥若惡露已盡宜增一減柴胡湯
一產後遍身骨節疼痛或因氣滯或因血凝或感風寒或初產血氣未和或蓐勞血少皆能作痛故腰背不能轉側手足不能運動身熱頭痛宛似傷寒若非傷

寒治之其變證不淺宜五積加羗活入醋煎效或並白亦可若蓐勞而筋骨不利者用逍遥散治之

一產後血氣刺痛小腹宿冷瘕癖者宜蒼白散

一產後發呃敗血未淨而不行也宜用行血藥如已淨而呃者多是受凍宜順氣調胃爲上如紫蘇飲之類

一產後呃逆不已乃胃寒而氣不順也宜丁香散治之或單橘皮湯或用桂心薑汁以火炙熱用手承擦之摩背上

丁香散

丁香　白蔻仁　伏龍肝

右爲細末用吴茱萸湯調下或桃仁湯亦可

一產後嘔逆不已以君陳丸治之若腹痛脹滿嘔逆不定多因是食宜丁香消食之劑是痰者宜旋覆花湯一是寒者以理中湯加木香青皮半夏陳皮之類治之

君陳丸

人參　白术　茯苓　甘草　半夏

陳皮　藿香　砂仁

一產後腹脹滿不定此由敗血散於脾胃也若脾受之則不能運化精微而成腹脹胃受之則不能受納五穀而生嘔吐明矣平安散安胃湯主之

安胃湯

藿香　神曲　半夏　橘紅　甘草

一生薑

一產後吞酸水者宜七氣湯

七氣湯

人參　肉桂心　半夏　甘草　生薑

一產後腹脹必利小水爲主若遍身脹者宜木香流氣飲主之

木香流氣飲

木香　甘草　陳皮　青皮　草果

丁皮　厚樸　茯苓　藿香　木通
人参　檳榔　白芷　香附　官桂
蒼蒲　蓬术　蘇葉　麥冬　木瓜
白术　生薑　大腹皮　製半夏

一産後沐浴太早或感風湿而筋脈拘急骨節疼痛者
以五積散加宣木瓜吴茱萸煎服

一産後四肢浮腫而腹大者此乃氣食也宜紫蘇飲加
消食藥若身熱者當防其有血也盖産後浮腫多端
或腫前腫至産後者或因敗血化水而腫鳴者或因
血虚氣滯而浮腫者切不可專用導藥宜辨其虚實

而治之雖見虛又不可便用重補須治其氣氣順理其血血活則氣血和而病滑效矣然順氣之藥當以黑龍丹黑神丸五積散紫薇飲調經之劑

一產後兩足忽腫疼者腫是濕而疼是熱恐成脚氣而有患也以當歸定痛散治之若紅腫者恐生毒瘡以一皮之熱與不熱辨也

當歸定痛散

當歸　羌活　葛根　升麻　防風

茵陳　猪苓　澤瀉　黄芩　知母

人参　蒼术　茯苓　甘草

一產後肚大筋青小水多不利者或食生冷或瘀血停滯而帶傷者治以胃苓湯起劑加桃行紅花杏仁蘊葉赤芍歸尾或五箇加桃仁紅花赤芍消食之劑或紫蘊飲加行血消食藥尤妙內加木香愈佳縱身有熱者不忌也盖木香亦能清熱也

一產後因氣或浮寒物惡露凝滯腹脹如鼓而疼痛者以四烏湯治之凡胎前以分氣飲產後則用五箇

一產後耳忽聾目忽昏者氣血不足也宜十全大補湯

一產後目腫赤而痛者以四物加生地黃連治之

一產後吐血嗽血咯血恐血氣冲心急用元胡湯

一産後臭衂宜紫蘓飲入童便治之或荊芥散入童便

一産後尿血者以四物湯加凉血藥或八正散

一産後小便閉者以四物湯去地黄加赤茯苓木通竹葉之類或用五苓散去桂枝加木香滑石若甚者宜八正散

一産後小便不通腹脹如鼓者用炒塩加麝香少許填平臍中再以葱白一束切片如指厚安塩上又以艾炷滿葱餅以火灸之覺腹内有熱時小便即通

一産後大小便俱不通者如惡露已浄以四物湯加黄苓生地木通江枳殼黑山梔如未盡者以五筒散加

桃仁赤芍歸尾紅花治之

一產後大便閉者宜玉燭散或麻仁丸或五仁丸或四物湯加枳殼青皮或蘇子麻仁煮粥食之並妙

玉燭散

地黃　當歸　白芍　川芎　大黃

一枳實　厚樸

麻仁丸　青皮

麻仁　枳殼　大黃　人參

五仁丸

一杏仁　麻仁　郁李仁　桃仁　松子

一産後大便閉結而小便自利者宜用無違散

無違散

一當歸　白芍　麻仁　山查　神麯

枳殼　青皮

一産後内傷大傷便利而小便閉者宜用五苓散加當歸赤芍桃仁茯苓少許入童便服之不可用胃苓湯以其有苓术厚樸止血故也血止氣亦止也

一産後乳汁不通者有四有氣血盛壅閉者有氣血虚而不至者有初産風熱相搏而無乳者有累産無津而乳無者若虚者補之宜潤乳散氣血壅閉者疏通

之宜服漏蘆湯血氣少而無乳者以天花散治之王露散亦可或用油木梳梳乳上令下

潤乳散

猪蹄　鯽魚　鍾乳粉　酒煎服

漏蘆湯

漏蘆　瓜蔞　木通　為末酒服

天花散

天花粉　木通　陳皮　糯米　猪蹄

熟地黃　人參　白朮　茯苓　炙草

川芎　白芍　當歸

一產後乳腫硬痛者因兒呼吸不通壅閉乳道畜積在内遂成腫硬而疼者名曰吹嬭宜瓜蔞散皂角散治之

瓜蔞散

瓜蔞根二兩　乳香一錢研　為末温酒下

皂角散

皂角燒存性　蛤粉生研　為細末熱酒調下

一產後微發熱惡寒此氣血俱虛也宜用大補氣血之劑禁用散表之藥左脉不足補血之劑倍於補氣之藥若右脉不足則補氣之藥多於補血之藥若兼痰

者各以其類治之

一産後陰脱名曰産頽宜用當歸黄芪散治之

當歸黄芪散

當歸　白芍　黄芪各二錢五分　人參三錢　升麻一錢

一産後子腸不收者宜補氣血以八物湯去熟地黄茯苓加升麻防風然必以酒黄芪爲主

一産後陰腫煩疼宜桃仁膏或用四物加藁本防風

桃仁膏

桃仁　枯礬末　共研膏拌擦

一產後陰腫陰痒者此乃濕也宜小治方

小治方

一荊芥 白芷 花椒 細辛 枯礬

煎湯薰洗甚者不過三四次

一產血勞血太過至產則突出腫疼名曰疝癩用鱉頭燒存性爲末搽上忌登高舉重或將天麻子肉塗頭頂心如收時即刻去藥或以五倍子白礬枳殼荊芥蛇床子煎湯薰洗亦妙

一產後玉門不閉此乃氣虛不足也以補中益氣湯倍加升麻治之或八物湯或硫黃湯

硫黄湯

硫黄四兩　兎絲子　呉茱萸各二兩五錢

煎湯洗自收

一産後瘀血流入腰膝走往或左或右痛如錐刺入骨中不能舉動此敗血流注經絡若大痛不已必成癰疽宜服荆防交泰散即五積敗毒合劑

一産後虚煩渴飲不止短氣眩暈飲食無味者宜竹葉湯加烏梅乾薑或四物湯加門冬五味烏梅花粉治之

竹葉湯

竹葉 人參 麦冬 五味子 黄芩
茯苓 浮麥 甘草 生地黄 大棗
萎蕤仁

一產後昏迷悶亂口噤眼花不省人事者謂之血暈此證不一或氣血過多而虛暈者或下血少而冲上暈者或痰火因虛泛上而暈者或用力過多而作暈者一正是暈同而治法各異也苟不諳練而誤治之夭人天年於心何安宜速將產婦扶起用醋炭等法或燒漆器或醋洒口鼻噀面或韭汁盛瓶以釀醋沃之將瓶口冲產婦鼻令酸氣入內冲醒然後審虛實而用

一藥治之蓋非能去心中滯血又加酸氣連用無不効

一倘或覔藥不及即燒秤錘投入醋中薰之切戒冷水

噴灌激住敗血多致不救倘夏月宜用燒磚如酸炭

之法治之

一臨産因收生婦誤損尿胞致成淋漓不禁宜用參术

膏治之

參朮膏

人參　白术　黄芪　茯苓　陳皮

一甘草　當歸　川芎　桃仁

先用猪羊脬各一具煎五六沸後入前藥再煎極饑

時服之

一産後前竅相連後竅大小便易位而出者名曰交腸此因氣不循故道清濁混雜宜五苓散合調氣飲加黄連阿膠木香檳榔桃仁木通治之若止小便出於大便者以五苓散分利小水

調氣飲

白蔻仁　丁香　檀香　木香　藿香

縮砂仁　甘草

一産後血崩不止者以芎藭湯加百草霜側柏汁烏梅炭飛塩等分煎服

一產後陰頽脱下玉門不閉以石灰少許燒熱次煎防風荆芥滚湯置桶内泼灰急坐上使氣薫入陰戸待湯温浸洗候平復爲度

一產後覺發熱頭痛者不可便作傷風傷寒治之或蒸乳或瘀血或血虚或傷食或蓐勞或風寒若先乳傍脹痛此乳汁將行也宜玉露散若腹中刺痛此瘀血不盡也宜五積散若去血過多者宜增損四物湯若早起勞碌名曰蓐勞宜增减柴胡湯或茯苓湯補中益氣湯若飽悶噯氣者此乃飲食所傷也宜枳縮二陳湯

一產後小便頻數宜兎絲子丸又猪腰子一只去膜薑三片棗二枚煎服

兎絲子丸

兎絲子　肉桂心　白附子　五味子

牛膝　厚樸　當歸　人參

乳香　沒藥各四兩　吳茱萸　陳皮

白蘞　茯苓　白芨各一兩　細辛

壬子日合為丸每服十五丸經净後連三服此方無不可者男女皆可服昔丞相室三十九歲無子服此一丸後生九子

秋農照識

一產後氣血雖虛不可太補宜當歸散治之即四物湯去地黃加黃芩白朮也

一產後下血不止者以四物湯用生地加荊芥栗殼炭治之凡婦人有子飲乳而經水三四年不至者不須服藥乳汁盡即下之爲經事也

一凡婦人元藏受氣虛弱致令乏嗣及生百病者宜服濟陰丹凡一切癥瘕冷痛白濁白淫崩中帶下若不治則無子但服此劑宿血則去新血則生能命血和而受孕也

濟陰丹

白术　赤茯苓　陳皮　甘草

當歸　熟地黄　乾薑　木香

秦艽　肉桂心　細辛　蒼术

厚樸　川石斛　牛膝　丹皮

一大豆　厚杜仲　京墨

一凡婦人生理不順怕産者宜服九龍丹則不娠其故何也此藥能令脂膜生滿子室不受孕矣如後要嗣

一而受孕者以車前子為末温酒服一錢数服仍可受孕極喜之法也

九龍丹

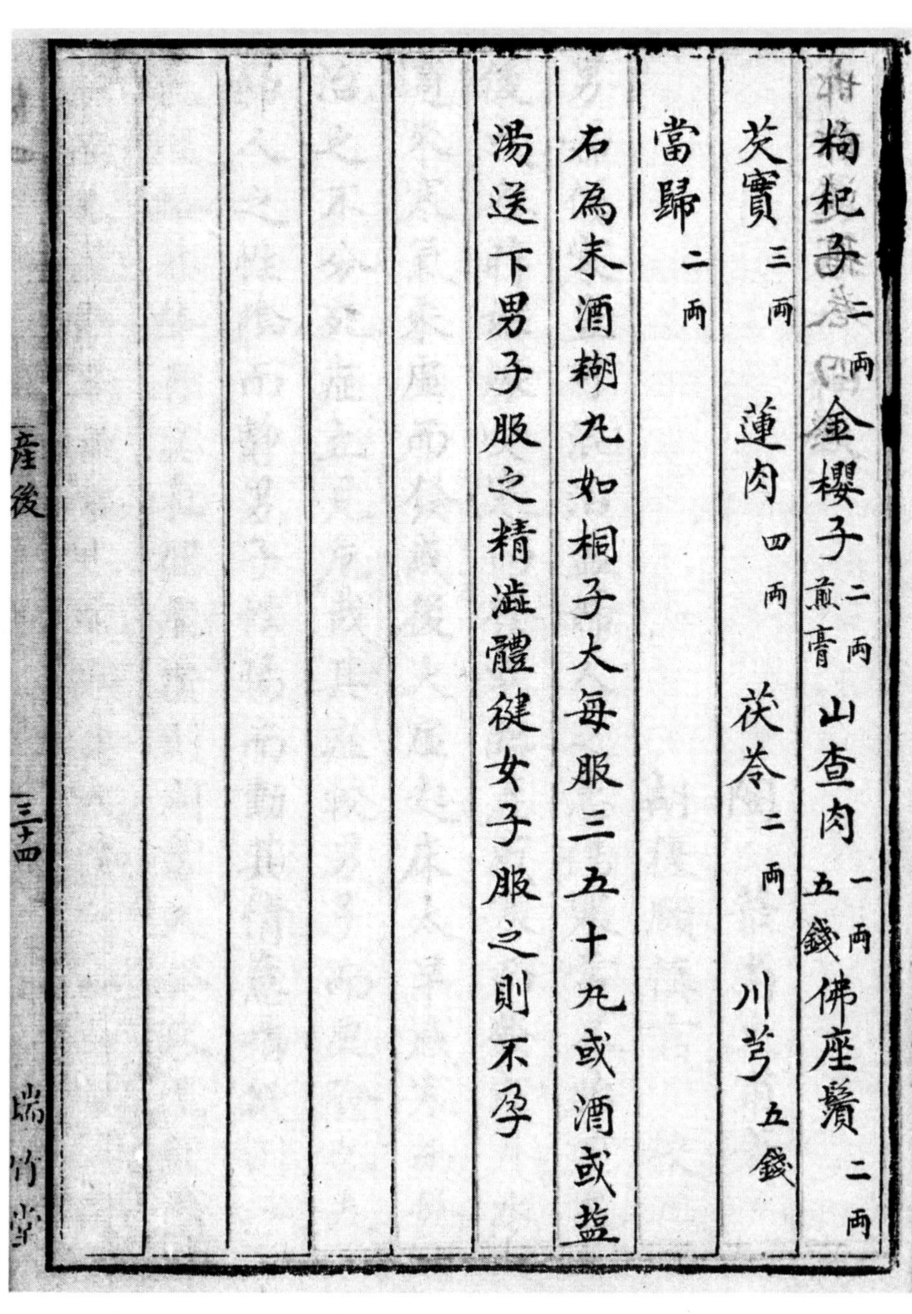

枸杞子二兩　金櫻子二兩煎膏　山查肉一兩五錢　佛座鬚二兩
芡實三兩　蓮肉四兩　茯苓二兩　川芎五錢
當歸二兩
右爲末酒糊丸如桐子大每服三五十丸或酒或盐湯送下男子服之精溢體健女子服之則不孕

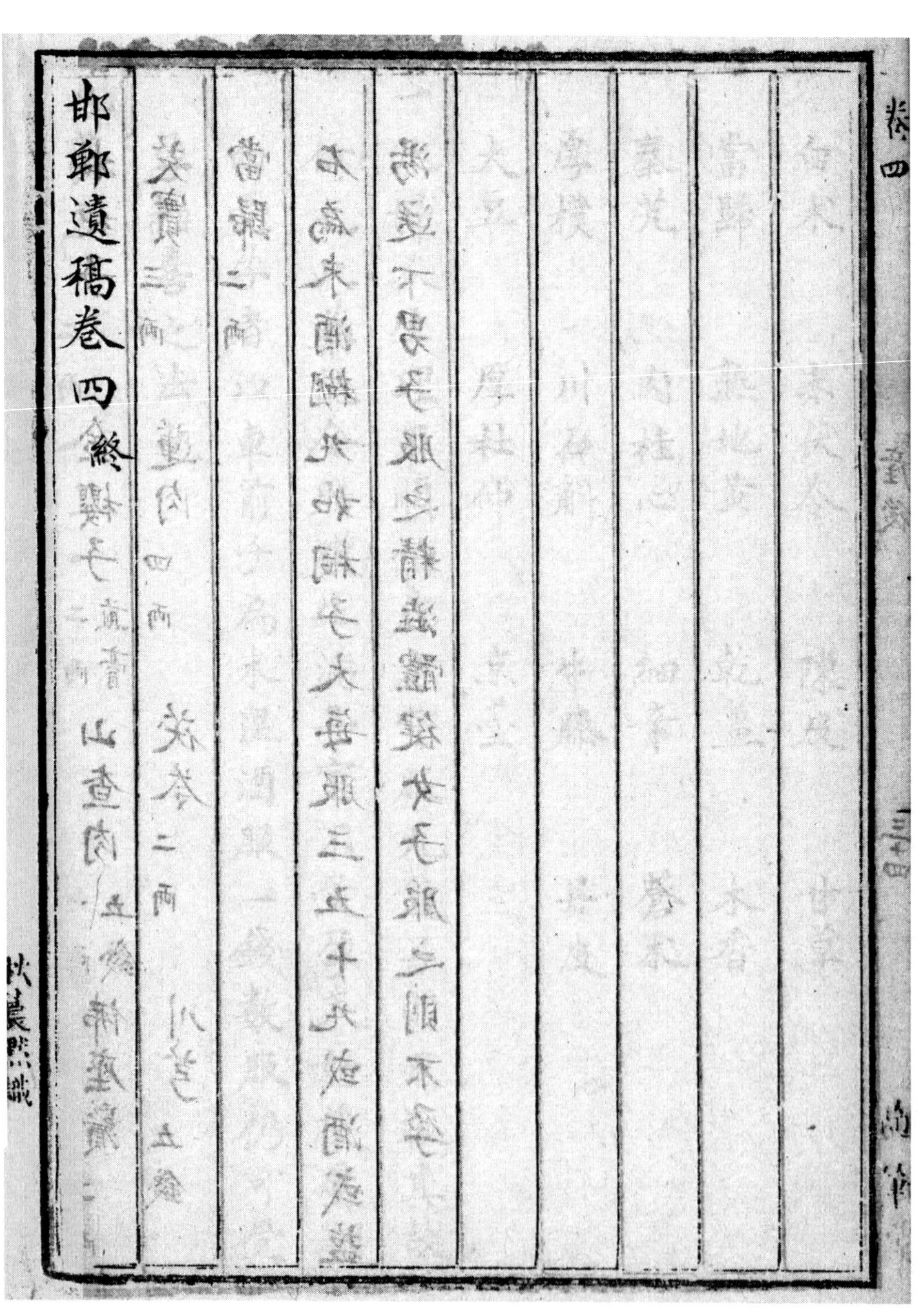

邯鄲遺稿卷四終

女科傷寒一袖叙

陶華尚文甫著

胡復顧慎言校

男婦傷寒豈可混治蓋婦人之患傷寒常界胎前産後或冬時妊娠受寒而發或臨産感寒而發或月水適來寒氣乘虚而發或後大虚起床太早感寒而發治之不分死症立見危哉其症較男子而更險也夫婦人之性陰而静男子性陽而動其情意嗜欲則一也經絡升降有異表裡虚虚則同當天癸未至則屬少陰已至則屬厥陰已絶則屬太陰所以一七而陰

精升二七而天癸至七七而天癸絶一月一次名爲月水一有失期便宜調經此則不因胎前産後論特平居雜病論耳若傷寒則别有治法假如婦人傷寒月水適至晝則明了夜則譫語如見鬼狀俗醫以爲熱邪犯胃悮投承氣立見其亡殊不知此非熱邪犯胃乃熱入血室也柴胡一與再造須臾何慮之有至於姙娠藥有避忌先師則不以尋常婦人一概治之當以四物安胎佐以汗吐下法仲景云姙娠傷寒慎不可行桂枝半夏桃仁等劑用桂枝則動陰血用半夏則觸胎氣用桃仁則破胎血此症在半表半裏只

秋農鑒識

用小柴湯去半夏加芩术以安胎其妙如神所謂柴胡黃龍湯是也今古畧述一二以爲準則其無娠無經無産治法大畧較之男子特一間耳若此三者則有逕庭矣有取脉不取症取症不取脉諸症差别備載于後吾家子孫尤宜珍惜

血結胷辨

結胸之症仲景有云陽症下之早者乃成結胸陰症下之早者乃成痞氣婦人結胸有不因下而成者緣其小水不利胸膈血積而成盖小腸熱壅則冨中之血不浔流行其堅如石痛不可按在男子則以陷胸

主之女子則蛤粉散主之　男子傷寒脉右寸氣口緊盛宜下　左寸人迎緊盛宜汗　婦人傷寒脉左關浮緊不宜下當發其汗

加減四物湯　治姙娠傷寒腹痛及月事或多或少或前或後胎氣不安產後血塊過多或惡露不下或妄下

當歸　川芎　熟地　白芍各一兩

每服四錢水一盞半煎至八分去滓帶熱服二三次為度　姙娠熱與血搏口燥咽乾渴欲飲水加天花粉一兩　麥冬三錢　其服中刺痛惡物

不下加當歸　白芍　血崩加地黄　蒲黄
滑瀉加肉桂　附子　人參　白朮　秘澁加
桃仁　大黄　因熱生風加川芎　柴胡　腹
脹加厚樸　枳實　身熱脉燥頭疼項强加柴
胡　黄芩　寒熱加牡丹皮　芍藥　虚煩不
得眠加人參　竹葉　口燥大渴加知母　石
膏　水停心下微喘加茯苓　猪苓　防已
虚寒狀似傷寒加人參　柴胡　防風各三錢
增減小柴胡湯　治産後虚羸發寒熱飲食少腹
脹

柴胡　人參　甘草　半夏　川芎
白芍
右水二盞煎生薑三片大棗一枚煎八分食後
服
柴胡黄龍湯　治妊娠傷寒胸中煩悶寒熱往來
或戰而作寒
人參　柴胡　黄芩　甘草　生薑
右水二鍾煎八分温服日進三次
蛤粉散　治婦人血結胸膈堅而痛手不可近
蛤粉　滑石　芒硝　甘草

右爲末每服二錢雞子清調下亶中血行小腸通利應驗如神

桂枝紅花湯治婦人傷寒惡寒發熱四肢拘急不仁口燥舌乾經脈凝滯不淂往來小便利血數行

桂心　芍藥　甘草　紅花

右水二盞薑三片大棗二枚煎八分服良久再服

黃芩芍藥湯治婦人傷寒口燥舌乾腹滿不思食

黄芩　芍藥　白朮　乾地黄各等分

每服五錢水二鐘煎八分温服不拘時如寒加

生薑

當歸白朮湯治婦人病未復因有所動小腹痛

腰胯痛四肢不任舉動無力發熱

當歸　白朮　桂枝　芍藥　甘草

黄芪　附子　生薑

右水三盞煎半通口服取微汗

柴胡當歸湯治婦人傷寒喘急煩燥或戰而作

寒陰陽俱虚

柴胡　當歸　人參　白术　甘草
芍藥　花粉　木通　五味子
右水二盞薑四片棗二枚煎温服

陽旦湯　治婦人傷四肢骨節疼痛內寒外熱虛
煩
桂枝　芍藥　甘草　乾薑　黄芩
大棗十五枚
右水二鍾煎八分温服日夜各二服令小汗

桂心牡蠣湯　治婦人傷寒後頭痛身熱兼治腹
內拘急疼痛

牡蠣 桂心 乾地黃 黃芩 白芍

右水煎温服

阿膠散 治婦人頭痛嘿嘿不欲飲食脇下痛嘔逆痰氣及產後傷風熱入胞宮寒熱如瘧并經水適來適斷病後勞復餘熱不解或孕胎不安

人參 白朮 茯苓 甘草 柴胡

黃芩 阿膠 桑寄生

右爲末糯米飲調下二錢日進二服

枳實散 治姙婦傷寒心腹脹滿氣喘不止腰疼體痛

枳實　麥冬　陳皮

右水煎薑三片葱白七寸温服

乾地黄湯　治姙婦熱病班出黑色小便如血氣

急欲絶胎欲墜下

山梔　升麻　石膏　黄芩　大青

乾地黄

右爲末每服五錢豆豉四十九粒葱白七寸水

煎温服

加減小柴胡湯　治姙婦傷寒寒熱及産後傷風

頭痛不食脇下脹滿嘔逆痰氣

柴胡　黄芩　人參　甘草

右水二盞薑三片棗四枚煎八分温服

若脹滿去黄芩加芍藥　若心下悸小便不利

去芩加茯苓　胸中煩而不嘔去參加括蔞

若不渴漸熱去參加桂温服取汗　渴甚善飲

加括蔞人參　若熱微腑臟漸利者加厚樸

脇下痞鞕去棗子加牡蠣　引飲有汗加茯苓

胸膈痞滿腹脹脇痛加實枳

青竹茹湯　治婦人病未平復因有所動致熱氣

上冲胸膈手足拘急

括蔞二兩　青竹茹半斤取淡竹者

右水二鍾煎至一鍾作二三次服

蘇木湯　治姙婦傷寒或中時行洒淅寒熱振慄

而悸或加噦者

蘇木　黄芩　陳皮　赤芍　甘草

宣連

右為末每服五錢水二盞煎八分温服汗出即

瘥若覺胎氣動揺不安兼進阿膠散

麥門冬湯

麥冬　黄芩　葛根　前胡　人參

石膏

右水二鍾生薑四片大棗二枚淡竹茹煎八分温服

梔子大青湯 治孕婦發班變爲黑色

升麻 梔子 大青 黄芩 杏仁

右水二盞葱白三寸煎一盞温服

柴胡石膏湯 治孕婦傷暑頭痛惡寒身熱燥悶四肢疼痛背項拘急脣乾口燥並宜服

柴胡 甘草 石膏

右水二鍾薑三片煎至八分温服

旋覆花湯　治孕婦傷寒頭目旋痛壯熱心煩躁渴

旋覆花　前胡　麻黄　黄芩　石膏

人參　白术　赤芍　甘草

右水二盞薑三片煎八分温服

瀉心三黄湯　治婦人傷寒六七日胃中有燥糞大便煩燥讝語目赤毒氣閉塞不通

大黄　黄芩　黄連

右為末每服四錢水一盞煎八分取微利如目赤睛疼加白茯苓淡竹葉瀉肝風

竹葉防風湯　治産後傷風發熱頭疼面赤而喘

桔梗　甘草　桂枝　防風　葛根

人參　淡竹葉

右水二盞薑三片棗一枚煎八分温服取汗

如頭項軟用附子炮去皮臍剉麻子大一錢同

煎嘔加半夏一錢

蜀漆湯　治婦女産後寒熱往来心胸煩悶骨節

疼痛及頭疼壯熱日晡加煎如瘧狀

蜀漆葉　黄芪　桂心　甘草

知母　黄芩　芍藥　生地

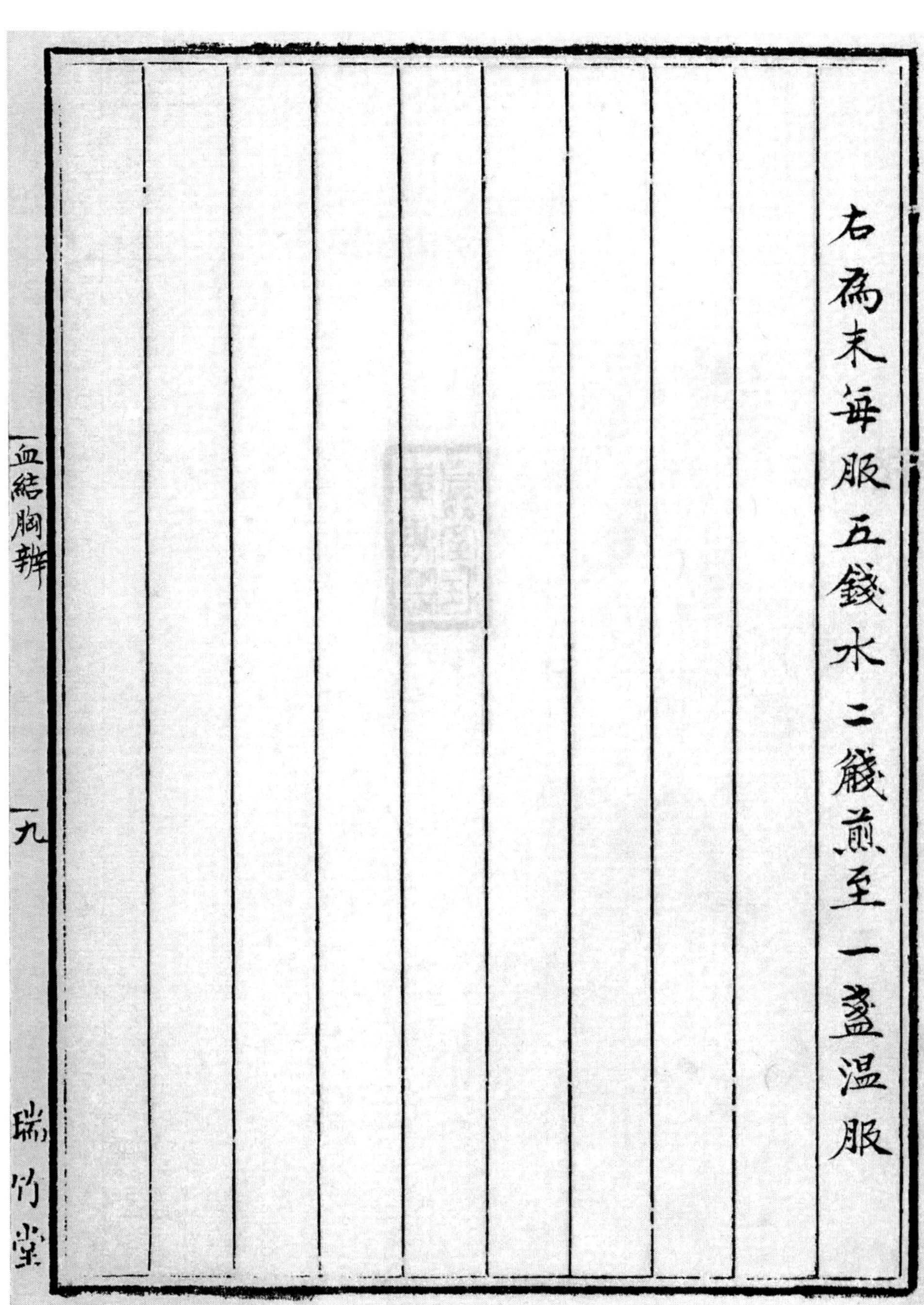

右爲末每服五錢水二鍾煎至一盞温服

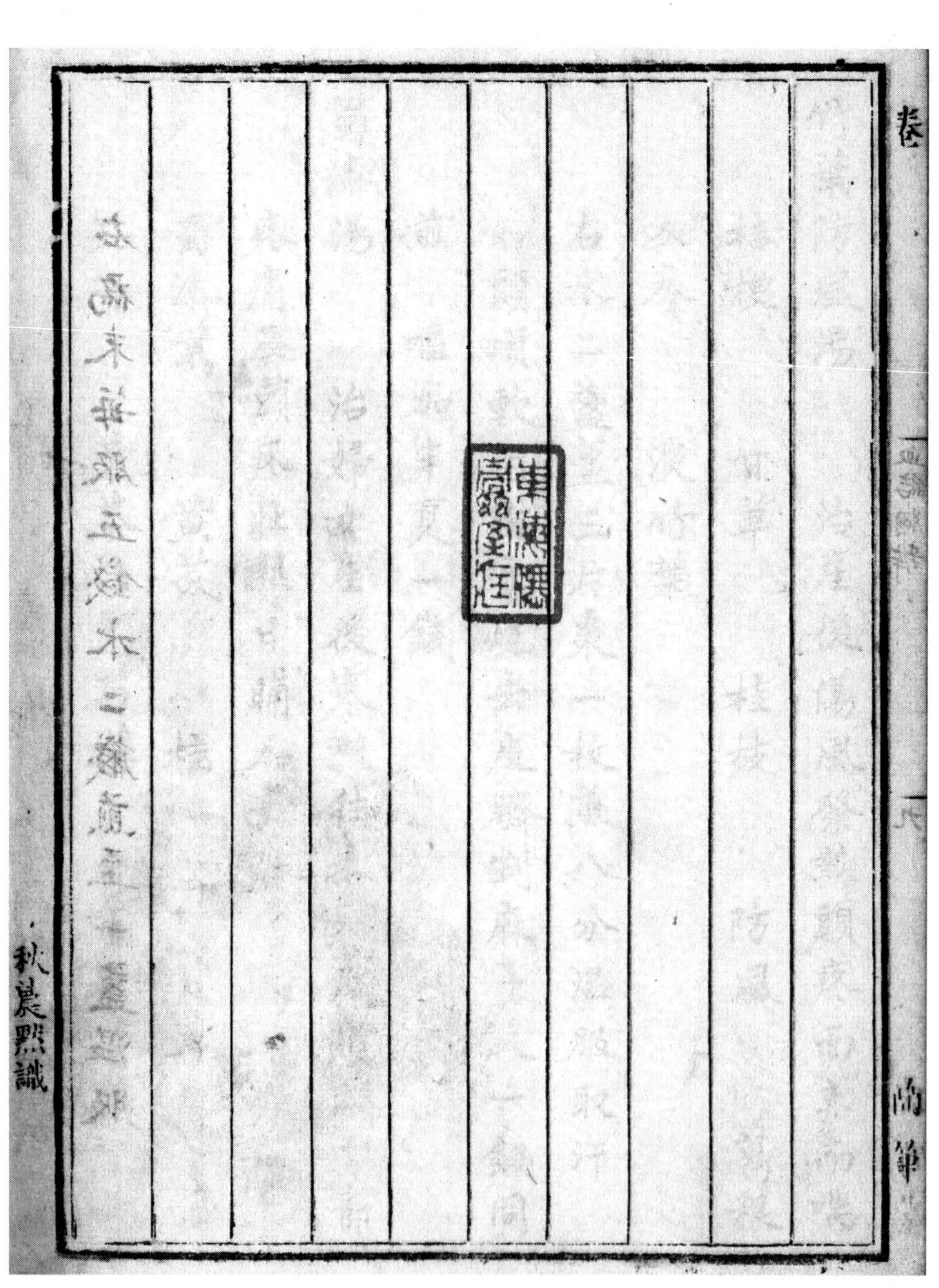
卷
秋晨默識